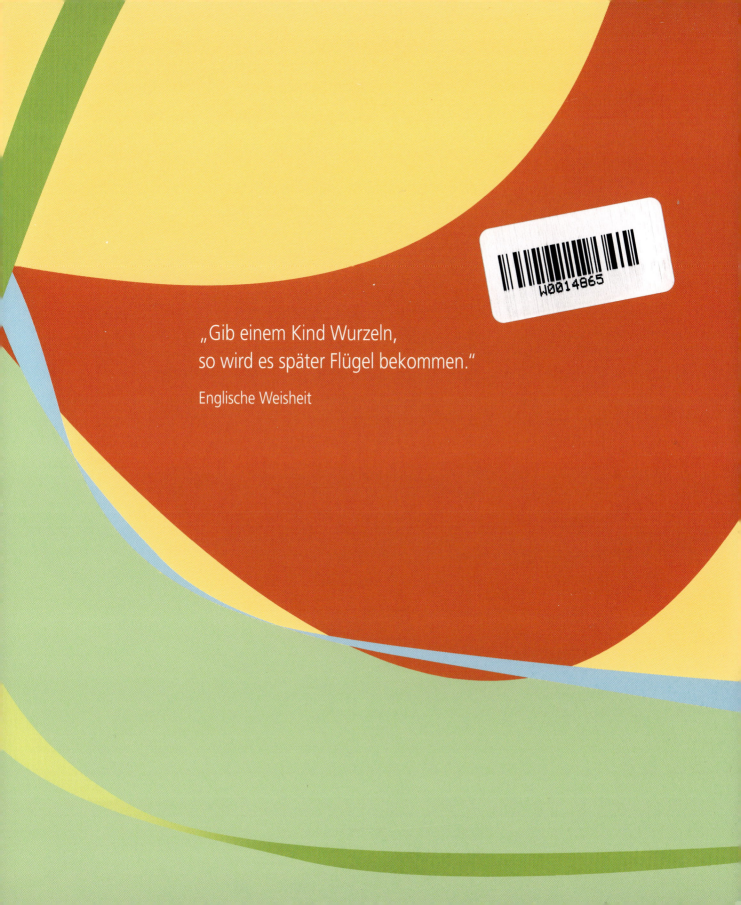

„Gib einem Kind Wurzeln,
so wird es später Flügel bekommen."

Englische Weisheit

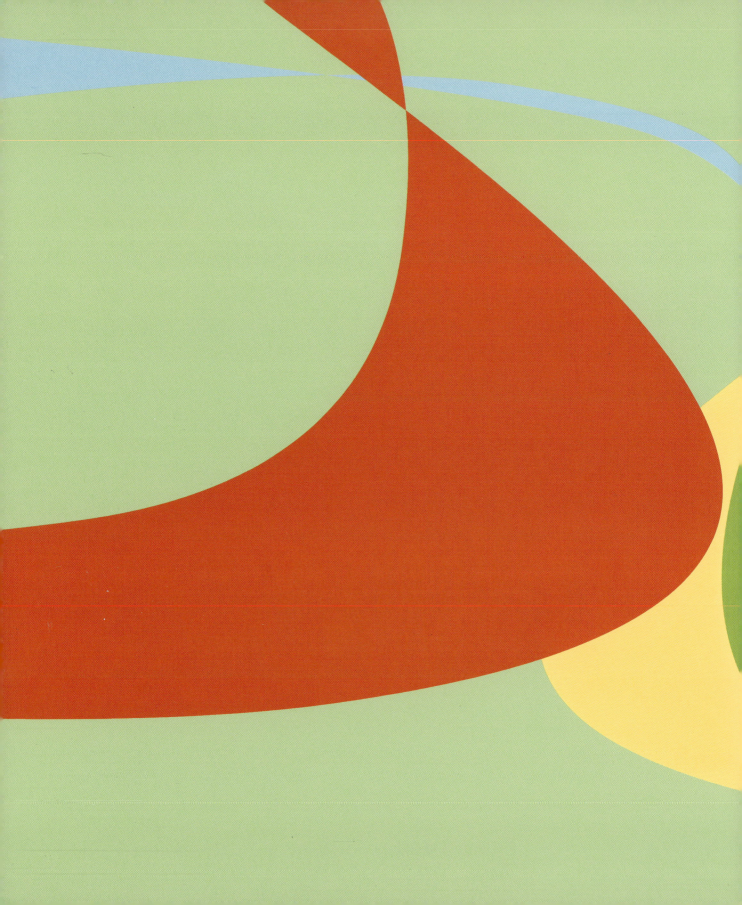

Das starke Kind

Die besten Rezepte für ein starkes Immunsystem

Dr. Claudia Nichterl

av BUCH

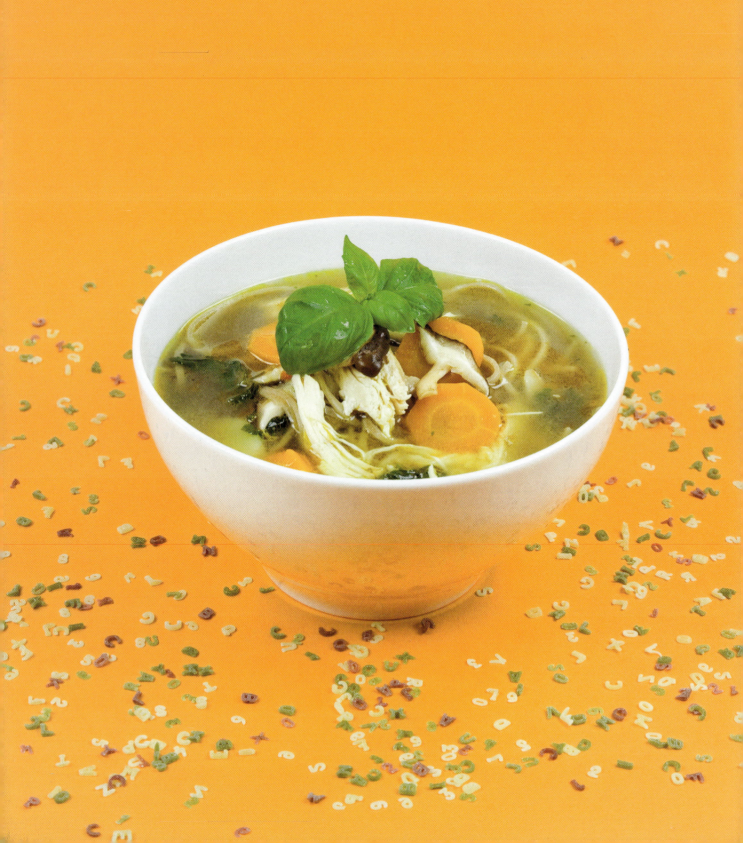

Inhalt

Über dieses Buch 7

Allergien auf dem Vormarsch 8

Wie entsteht Allergie? 11

Allergien vorbeugen 14

Die Traditionelle Chinesische Medizin und das Immunsystem 16

Das Immunsystem natürlich stärken 20

Ein Mensch wächst heran 22

So richtig Kind – von 1 bis 6 Jahren 27

Erfolgreich in der Schule 31

Zeit zum Erwachsenwerden 33

Von der Theorie zur Praxis 36

Bei Krankheit unterstützen 39

Rezepte für den Start in den Tag 48

Rezepte für Pause und Park 74

Rezepte für Mittag und Abend 100

Rezepte von A bis Z 126

Kleiner Küchendolmetscher 127

Verwendete Literatur 128

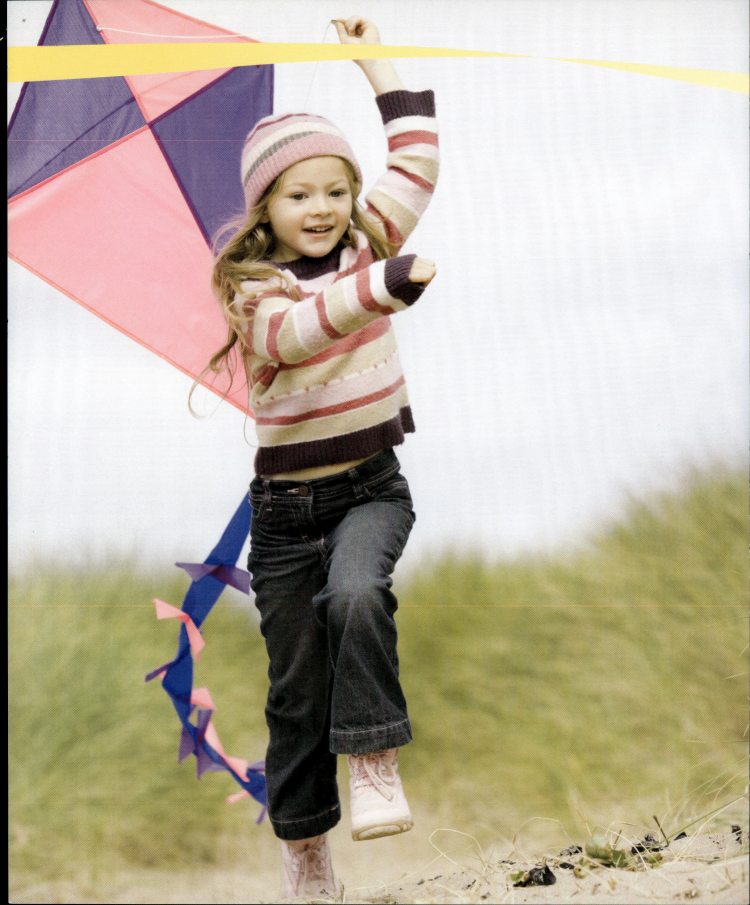

Über dieses Buch

Eltern sein bedeutet Verantwortung zu übernehmen. Man möchte alles richtig machen und dem Kind einen perfekten Start in ein langes und erfülltes Leben geben. Gesundes Essen und ausreichende Bewegung sind wesentliche Säulen, um bis ins hohe Alter gesund und fit zu bleiben. Die Weichen für ein gesundheitsförderndes Leben werden bereits im Kindesalter gestellt. Daher suchen viele Eltern Rat und Antworten auf Fragen wie: Wie schütze ich mein Kind vor Allergien? Wie kann ich ihm ein lustbetontes, ausgewogenes Ernährungsverhalten vermitteln? Wie funktioniert das Immunsystem? In welcher Lebens- und Entwicklungsphase kann ich mein Kind wie stärken?

Viele Umwelteinflüsse belasten das Immunsystem unserer Kinder, allergische Reaktionen oder Unverträglichkeiten nehmen zu. Mit einer ausgewogenen, naturbelassenen Ernährung stärken Sie Ihr Kind und bieten ihm die besten Voraussetzungen, gut mit Allergenen und widrigen Umwelteinflüssen zurechtzukommen.

Das vorliegende Buch erläutert die wichtigsten Vorgänge und Veränderungen im Körper des Kindes – von der Geburt bis zur Pubertät – und zeigt für die einzelnen Entwicklungsphasen Strategien und Rezepte zur Stärkung des Immunsystems. Die Auswahl der Zutaten unterstützt Kinder ganz gezielt in ihrer Entwicklung. Es werden vorrangig heimische Zutaten verwendet, die leicht erhältlich sind. Praxistaugliche Tipps, spielerisch aufbereitete Informationen und leckere Rezepte sollen Ihnen und Ihren Kindern Lust auf gesundes und abwechslungsreiches Essen machen – ganz ohne Verbote! Gesunde Kinder strotzen vor Kraft und wissen oft intuitiv, was ihnen guttut. So stellen Sie die Weichen für ein gesundes Heranwachsen Ihrer Sprösslinge – die beste Basis für deren Lebensweg.

Claudia Nichterl

Claudia Nichterl

PS: Vielen Dank an meine Praktikantin Marianne Tischler, die mich bei den umfangreichen Recherchen für dieses Buch tatkräftig unterstützt hat. Ebenso danken möchte ich meiner Mitarbeiterin und Kollegin Mag. Claudia Pirko-Königsberger für die Mithilfe an diesem Buch. Als Mutter zweier Kinder hat sie viel praktische Erfahrung einfließen lassen und die Rezepte kindgerecht verfeinert.

Allergien auf dem Vormarsch

Trotz spärlicher Datenlage scheint es sicher, und Spezialisten, die sich mit Allergien und Lebensmittelunverträglichkeiten befassen, bestätigen es: Allergien nehmen in der westlichen Welt zu. Die Symptome reichen von einer ständig laufenden Nase, mysteriösen Verdauungs- und Befindlichkeitsstörungen bis zum anaphylaktischen Schock, der im Extremfall den Tod bedeuten kann.

Allergien auslösende Substanzen, auch Allergene genannt, kommen aus unterschiedlichen Quellen:
- eingeatmete Stoffe (Pollen oder Hausstaub)
- Stoffe, mit denen die Haut in Berührung kommt (Putzmittel, Kosmetikabestandteile etc.)
- Substanzen, die dem Körper injiziert werden (Insektengifte, Medikamente)
- Substanzen, die mit der Nahrung zugeführt werden

Ein Erklärungsversuch für den Anstieg der Allergien bei Kindern sind die heutigen Hygienestandards. Übertriebene Sauberkeit verhindert die Auseinandersetzung des Immunsystems mit „schädlichen" Substanzen und unterfordert folglich das Abwehrsystem. Aus „Langeweile" reagiert das Immunsystem dann auf harmlose Stoffe in der Nahrung und der Umwelt. Bestätigt wird diese Erklärung durch die Tatsache, dass Kinder von Bauernhöfen 15-mal seltener an Heuschnupfen oder Asthma erkranken als andere. Es besteht auch kein Zweifel, dass Umweltverschmutzung sowie die Schadstoffbelastungen von Lebensmitteln bei der Zunahme von Allergien eine Rolle spielen. Sowohl werdende Mütter als auch Säuglinge sollten aus diesem Grund Lebensmittel vermeiden, die mit Pestiziden, Herbiziden, Fungiziden, Insektiziden oder Düngemitteln kontaminiert sind. Säuglinge und Babys sind besonders empfindlich gegen schädliche Einflüsse und sollten durch verantwortungsbewusste Auswahl bzw. die Verwendung von Biolebensmitteln geschützt werden.

Muttermilch ist erwiesenermaßen der beste Schutz für Ihr Kind, sie unterstützt den Aufbau des Immunsystems. Zu frühes Abstillen kann das Risiko erhöhen, dass Kinder später an einer Allergie erkranken. Wenn möglich sollten Sie auf diesen Schutz nicht verzichten.

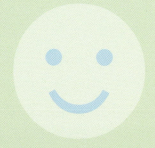

Der Einfluss der Ernährung

Eine allzu einseitige, nährstoffarme Ernährung führt nicht selten bei eigentlich ganz gesunden Kindern zu Beschwerden – und zwar ohne dass schulmedizinisch eine Allergie nachgewiesen werden kann. Besonders häufig sind Unverträglichkeiten gegen Milch, Weizen- oder Sojaprodukte zu beobachten. Gut nachweisbar sind inzwischen Nahrungsmittelintoleranzen gegen Milchzucker (Laktose), Fruchtzucker (Fruktose), Gluten (Klebereiweiß im Getreide) oder Histamin. Im frühen Kindesalter sind Unverträglichkeiten gegenüber Fruktose oder Laktose selten. In Österreich sind aber schätzungsweise 10 bis 15 Prozent der Erwachsenen von Laktoseintoleranz betroffen und auch die Zahl der Menschen mit Fruchtzuckerunverträglichkeit ist im Steigen begriffen. Beide Störungen haben ihren Ursprung im Dünndarm und führen zu Verdauungsbeschwerden. Echte Allergien auf Lebensmittel werden bei 1 bis 2 Prozent der Bevölkerung nachgewiesen, die Dunkelziffer liegt wahrscheinlich um vieles höher.

Warum Unverträglichkeiten so stark ansteigen, liegt laut Expertenmeinung in der Veränderung unserer Ernährungsgewohnheiten. So ist in den letzten Jahrzehnten der durchschnittliche Zuckerkonsum in Mitteleuropa drastisch in die Höhe gegangen. In der Lebensmittelindustrie wurde darüber hinaus der übliche Haushaltszucker zu einem beträchtlichen Teil von Fruchtzucker und seinem Verwandten, dem Fruchtzuckeralkohol Sorbit, abgelöst. Vor allem sogenannte Wellnessprodukte und funktionelle Lebensmittel wie Spezialjoghurts, Wellnessdrinks und Fruchtsaftgetränke weisen einen hohen Fruchtzuckergehalt auf. Während der Körper den traditionellen Haushaltszucker (Saccharose) anstandslos resorbiert – wovon allerdings Übergewicht begünstigt wird –, nimmt er Fruktose nur begrenzt und Sorbit gar nicht auf. Wenn bei diesen Substanzen die Verträglichkeitsgrenzen überschritten werden, gerät der Darm aus dem Gleichgewicht, und Beschwerden wie Bauchschmerzen, Blähungen und Durchfall sind die Folge. Unserem Verdauungssystem, das sich über Jahrtausende entwickelt hat, fällt es schwer, mit solchen Umstellungen in kurzer Zeit Schritt zu halten. Und so nehmen auch bei Kindern Unverträglichkeitsreaktionen seit einigen Jahren rapide zu. Welche Gründe auch immer schuld an einer Allergie oder Unverträglichkeit sind, die Vermeidung dieser Beschwerden ist das, worauf man sich als Elternteil konzentrieren kann.

Allergien auf dem Vormarsch

Allergie oder Intoleranz?

Die Frage, ob Ihr Kind an einer echten Allergie oder an einer Intoleranz gegenüber bestimmten Lebensmitteln leidet, bringt viel Verwirrung und Diskussion mit sich. Hier werden die wichtigsten Begriffe kurz erklärt.

- Eine **Allergie** ist eine krank machende Überreaktion des Immunsystems des Körpers auf körperfremde, z. B. in Lebensmitteln vorkommende Eiweiß- oder Lebensmittelzusatzstoffe. Die Symptome reichen von Magen-Darm-Erkrankungen über Atemwegsbeschwerden bis hin zu Hauterkrankungen.

- Eine **Intoleranz** ist im Gegensatz dazu keine Immunreaktion mit Antikörperbildung, sondern eine Unverträglichkeit, die häufig durch einen Enzymdefekt hervorgerufen wird. Die Ursache liegt in einer unvollständigen Aufnahme von Nährstoffen und äußert sich häufig mit Bauchschmerzen, Erbrechen, Völlegefühl, Blähungen und Durchfall. Die häufigsten Unverträglichkeiten bestehen gegenüber Milchzucker (Laktoseintoleranz), Fruchtzucker (Fruktoseintoleranz), Gluten (Zöliakie) oder Phenylalanin (Phenylketonurie).

- Bei **Pseudoallergien** werden Botenstoffe (z. B. Histamine) freigesetzt, die ähnliche Reaktionen wie Allergien – Hautausschläge, Niesen, Schnupfen oder Durchfall – hervorrufen.

Sowohl bei Allergien als auch bei Intoleranzen besteht die Therapie im Weglassen der Auslöser, oft eben der betreffenden Lebensmittel. Allergiker sollten allergieauslösende Lebensmittel lebenslang meiden. Bei einer Lebensmittelintoleranz ist im Normalfall eine Nahrungskarenz für 4 bis 6 Wochen ausreichend. Danach kann das betroffene Lebensmittel langsam wieder in den Speiseplan aufgenommen werden. Im Normalfall gewöhnt sich der Körper nach und nach wieder daran und man kann es langfristig in Maßen wieder essen. Sprechen Sie in einem solchen Fall auch mit Ihrem Arzt, Ihrer Ärztin bzw. einer Ernährungsexpertin. Das gibt Ihnen Sicherheit, dass Sie passende Alternativen finden, die Ihrem Kind die notwendigen Nährstoffe liefern.

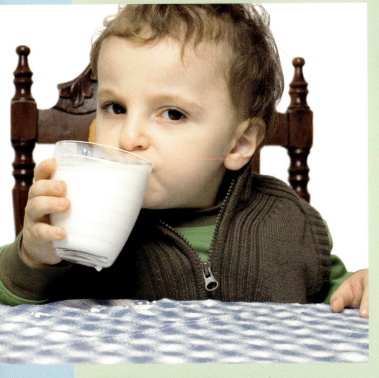

Milch – ein möglicher Auslöser von Intoleranz

Allergien auf dem Vormarsch

Wie entsteht Allergie?

Allergien können grundsätzlich in jedem Alter entstehen. Manche Allergien treten bereits im Babyalter auf, während andere Menschen wiederum jahrelang ohne Beschwerden leben können und gar nicht wissen, dass sie eine Allergie haben. Ausgelöst werden Allergien durch eine Überreaktion des Immunsystems. Um die Komplexität besser zu verstehen, finden Sie im Folgenden ein paar wichtige Fakten über Immunsystem und Immunabwehr.

Das Immunsystem – die Kunst der Selbstverteidigung

In unserem Körper arbeitet ein Netzwerk an gut organisierten und ausgebildeten Abwehrkräften, die Bakterien, Viren, Pilze, Parasiten und unerwünschte Krankheitserreger erfolgreich abwehren. Diese Immunabwehr wird von unterschiedlichen Organen des Körpers wahrgenommen. Schon das Eindringen wird den Erregern schwer gemacht. Dafür sorgt vor allem unsere Haut als erste Barriere. Im Verdauungstrakt wirken Magensäure und eine intakte Darmschleimhaut als Schutzschild gegen Erreger. Tränen und Speichel töten ebenfalls Bakterien ab und die Flimmerhärchen in der Nase halten Eindringlinge mechanisch auf. Nur wenn es Erregern gelingt, diese Schutzwälle zu überwinden, dann kommt die innere Abwehr ins Spiel. Daran beteiligt sind Organe (Milz, Thymusdrüse), Gewebe (Knochenmark, Lymphknoten, Mandeln, Darm) und die Immunzellen. Während der Schwangerschaft werden bereits die ersten Immunzellen über die Plazenta an den Fötus weitergegeben. Ab der 9. Schwangerschaftswoche produziert das Baby dann seine eigenen Immunzellen. Weitere Stärkung erfährt das Immunsystem nach der Geburt durch die Muttermilch. Wichtig ist auch der Kontakt mit der Umwelt: Streicheleinheiten, Küsse, Impfungen, Krankheiten, Infektionen, sogar das Wühlen im Schmutz – das alles stärkt die Abwehrkräfte. Mit jedem Kontakt lernt das Immunsystem dazu, speichert die Information, und sobald der gleiche Erreger wieder in den Körper gelangt, erinnert sich das Immunsystem und startet seine Schutzfunktion dagegen. Zusammengefasst hat unser Immunsystem die Aufgabe, uns gegen Krankheiten zu verteidigen bzw. diese zu verhindern. Wenn wir gegen etwas immun sind, dann bedeutet es, dass unser Körper die Fähigkeit hat, eine Krankheit zu verhindern. Das menschliche Immunsystem ist hoch entwickelt und auch in der Lage, sich gleichzeitig gegen mehrere Angriffe zu verteidigen. Vollständig ausgereift ist das Immunsystem etwa mit 14 Jahren.

Die Aufgaben des Immunsystems
Das Immunsystem
- bekämpft Bakterien, Viren, Pilze und Parasiten,
- entfernt Fremdstoffe im Körper,
- leitet die Heilung ein,
- beugt Erkältungen vor und schützt vor Krebs, Herzinfarkt, Diabetes und Alzheimer,
- sorgt für Vitalität und Lebensfreude, solange es nicht überbeansprucht wird und uns dann mit Botenstoffen und Müdigkeit mattsetzt.

Sobald ein Fremdkörper – ein Virus, Bakterium oder auch ein Holzsplitter – in unseren Körper eindringt, werden Zellen zerstört oder verändert. Es bildet sich eine Entzündung. Konkret passiert Folgendes: Immunzellen entdecken den Eindringling und rufen weitere Immunzellen herbei. Über die Blutgefäße und Lymphbahnen dringen diese zum Infektionsherd vor und beseitigen den Übeltäter plus das geschädigte Gewebe. Anschließend werden weitere Zellen, die die Heilung einleiten, herbeigerufen.

Die wichtigsten Beteiligten an diesen Prozessen sind die **weißen Blutkörperchen** (Leukozyten). Sie sind doppelt so groß wie die roten Blutkörperchen und unterteilen sich in mehrere Arten:

- Granulozyten, die Parasiten, Bakterien, Viren und Pilze im Blut beseitigen
- Monozyten werden bei Infektionen aktiv und fressen Bakterien und Gewebereste
- Fresszellen (Makrophagen, Mastzellen) verschlingen Eindringlinge wie Bakterien, Viren, aber auch Krebszellen und kaputte Körperzellen
- Lymphozyten, die im Knochenmark und Thymus zu natürlichen Killerzellen (B-Zellen und T-Zellen) ausgebildet werden

Ein Mensch hat durchschnittlich ca. 1 Trillion Lymphozyten im Körper, die ständig durch das lymphatische System und den Blutkreislauf zirkulieren und Ausschau nach eingedrungenen Krankheitserregern halten. Ohne jetzt zu tief in die Details zu gehen: Das Zusammenspiel der T- und B-Lymphozyten sorgt für die Produktion der Antikörper. Antikörper sind maßgeschneiderte Proteine, die vom Immunsystem hergestellt werden, um spezielle Ein-

Antikörper oder Immunglobuline (Ig)

Der Körper bildet als Antwort auf Fremdstoffe Antikörper. Je nach Aufgabe haben sie verschiedene Bezeichnungen:

- **IgG** – Hauptantikörper, machen 75 Prozent der Antikörper aus. IgG sind die einzigen Antikörper, die über die Plazenta von der Mutter vor allem ab der 20. Schwangerschaftswoche auf das Kind übergehen. Sie schützen das Kind in den ersten Lebenswochen.

- **IgA** – die wichtigsten Antikörper in den Körpersekreten (Speichel, Tränenflüssigkeit, Magensaft, andere Verdauungssäfte, Nasenschleim, Lungensekret, Muttermilch). Der hohe Anteil von IgA in der Muttermilch ist ein wichtiger Schutzfaktor gegen Durchfallerkrankungen des Säuglings.

- **IgE** – sind zusammen mit den sogenannten Mastzellen verantwortlich für viele allergische Erkrankungen (Heuschnupfen, Asthma, Neurodermitis).

- **IgM** – 10 Prozent der menschlichen Antikörper, die vor allem im Blut vorkommen. Wenn wir erstmalig von einem Erreger angegriffen werden (Erstinfektion), dann werden zuerst IgM-Antikörper gegen den Erreger erzeugt und erst später auch IgG. Dafür bleiben IgG dann meist lange nachweisbar, während die IgM-Antikörper verschwinden. So kann man frische von alten Infektionen unterscheiden.

- **IgD** – wurde erst kürzlich im Blut in kleinen Mengen entdeckt. Es ist noch unklar, welche spezifischen Funktionen IgD haben.

Wie entsteht Allergie?

dringlinge zu erkennen und sich an diese zu binden. Sie alarmieren die weißen Blutkörperchen und zerstören die identifizierten Eindringlinge. Kommt ein Antikörper einmal mit einem bestimmten Krankheitserreger in Kontakt, so wird die Information gespeichert und der Körper kann sich bei einem weiteren Angriff schützen. Sollte der Krankheitserreger zu einem anderen Zeitpunkt wieder in den Körper gelangen, wird dieser erkannt und sofort wird ein „Antwortteam" geschickt, um sie zu zerstören.

Autoimmunerkrankungen im Vormarsch

Wie bereits beschrieben ist die Aufgabe des Immunsystems, zu erkennen, was körpereigen und was körperfremd ist. Körperfremdes soll zerstört werden. Leider arbeitet aber das Immunsystem nicht immer nach Plan. Es kommt vor, dass Mitteilungen der Zellen untereinander durcheinanderkommen. Oder das Immunsystem erkennt harmlose bzw. im ungünstigeren Fall wertvolle Substanzen als Fremdlinge und leitet einen Immunangriff ein. Bringt das Immunsystem körpereigene und körperfremde Substanzen durcheinander, so werden wichtige körpereigene Substanzen angegriffen. Bei Krankheiten wie rheumatoider Arthritis oder Diabetes mellitus Typ I ist genau dies der Fall und man spricht von einer Autoimmunkrankheit.

Autoimmunerkrankungen treten immer häufiger bereits bei Teenagern auf. Als mögliche Ursache wird eine geringe Aufnahme an essenziellen Fettsäuren aus fetten Fischen und Pflanzenölen bzw. die relativ hohe Aufnahme an gesättigten Fettsäuren aus tierischen Produkten und Snacks diskutiert. Andere Theorien haben bestimmte Viruserkrankungen oder auch Impfungen in Verdacht, wodurch fehlerhafte Immunreaktionen ausgelöst werden und sich Autoimmunerkrankungen einstellen.

Impfung – ja oder nein?

Damit wir nicht unnötig krank werden oder an gefährlichen Erregern sogar sterben könnten, wurde die Impfung erfunden. Durch die Impfung mit einer abgeschwächten Form des Erregers wird das Immunsystem mit ihm bekannt gemacht. Das löst eine Immunreaktion aus – ohne dass wir daran erkranken. Der Körper bildet Antikörper gegen die geimpften Bestandteile (Antigene), die in Gedächtniszellen umgewandelt werden und im Blut vor der Krankheit schützen sollen. Eine Impfung erspart viel Leid durch den Schutz vor Kinderlähmung, Keuchhusten, Tetanus und Diphtherie. Leider treten immer wieder Nebenwirkungen und in seltenen Fällen Impfschäden auf. Immer mehr Eltern werden impfmüde und hinterfragen die vielen Impfungen sehr kritisch. Vor allem Kombinationspräparate, mit denen Babys bereits mit wenigen Wochen geimpft werden, und die enthaltenen Konservierungsmittel lösen Diskussionen aus. Manche Fachleute meinen, dass die Impfungen zu früh erfolgen und bei empfindlichen Kindern das Immunsystem gestört wird. Das Thema ist gefühlsbeladen, und die Entscheidung, ob und wann geimpft wird, stürzt immer mehr Eltern in ein Dilemma. Sicher ist, dass Sie mit einer Entscheidung gegen eine Impfung eine große Verantwortung tragen, die von der Öffentlichkeit und den Ärzten meist nicht unterstützt wird. Medizin hat Nebenwirkungen, und so ist eine Impfung ein Abwägen von Risiko und Nutzen. Beraten Sie sich mit Ihrem Arzt, lesen Sie über Pro und Kontra und bilden Sie sich Ihre eigene Meinung. Ob Sie nun Ihr Kind impfen lassen oder nicht, nutzen Sie die Informationen auf den folgenden Seiten zur Stärkung des Immunsystems.

Wie entsteht Allergie?

Gesunde Ernährung schmeckt.

Allergien vorbeugen

Schätzungen zufolge sind etwa ein Drittel aller Kinder vor der Pubertät von einer Allergie betroffen – mit steigender Tendenz! Sinnvoll eingesetzte Maßnahmen können das Auftreten von frühkindlichen Lebensmittelallergien und Neurodermitis in den ersten Lebensjahren um etwa die Hälfte verringern. Ein Restrisiko bleibt allerdings.

Für sogenannte „Risikokinder", deren Eltern und Geschwister bereits an Allergien leiden, gelten folgende Standardempfehlungen:

- Nicht rauchen: Rauchen und Passivrauchen erhöhen das Allergierisiko, insbesondere das Asthmarisiko. Dies gilt vor allem auch während und nach der Schwangerschaft.
- Ausschließliches Stillen für mindestens 4, besser 6 Monate: Die Darmschleimhaut von Säuglingen ist noch sehr durchlässig. Da das Immunsystem noch nicht ausgereift ist, ist in den ersten Lebensmonaten die Gefahr groß, eine Allergie zu entwickeln. Die häufigste Allergie im Säuglings- oder Kleinkindalter ist die Allergie gegen Kuhmilch, und zwar gegen das Eiweiß in der Kuhmilch. Ist Stillen nicht möglich oder reicht die Muttermilch nicht aus, können zur Allergievorbeugung spezielle Ersatznahrungen oder HA-Milch eingesetzt werden. Welche Nahrung geeignet ist, richtet sich nach Alter und Allergierisiko und sollte mit dem betreuenden Arzt abgeklärt werden. Sojamilch ist kein Ersatz und wird nicht empfohlen!

- Beikost erst nach dem 6. Monat
- Lebensmittel mit Allergiepotenzial wie Kuhmilch, Weizen, Fisch, Eier, Nüsse, Zitrusfrüchte, Schokolade, Tomaten, Erbsen, Sellerie, Steinobst (Pfirsiche, Marillen, Zwetschken, Nektarinen, Kirschen) und Sojaprodukte erst nach dem 12. Lebensmonat geben.

Empfohlen wird auch, vorwiegend gekochte und geschälte Lebensmittel zu füttern, vor allem bei Kernobst wie Apfel und Birne. Manche Experten empfehlen das Meiden von Eiern, Fisch, Meeresfrüchten, Nüssen und Erdnüssen sogar bis zum Ende des 2. Lebensjahres. Andere wiederum argumentieren, dass Babys vor einer Überempfindlichkeit geschützt werden, wenn sie früh an diese Kost gewöhnt werden. Sicher ist jedenfalls, dass ab dem vollendeten 1. Lebensjahr eine vielfältige Ernährung den besten Schutz bietet. Allergien entwickeln sich meist allmählich. Reagiert ein Baby oder Kleinkind auf etwas empfindlich, dann sollten Sie das Lebensmittel für einige Wochen meiden und es erst zu einem späteren Zeitpunkt wieder versuchen.

Zusammenfassend sind die wichtigsten Maßnahmen das Stillen und eine schrittweise Einführung von neuen Lebensmitteln in die Beikost. So lässt sich das Allergierisiko um bis zu 50 Prozent senken. Intoleranzen bzw. Unverträglichkeiten treten meistens dann auf, wenn das Essen einseitig ist oder immer wieder nur in anderer Form zubereitet wird. Gibt es z. B. morgens Weizengrießbrei mit Milch, mittags ein Nudelgericht und als

HA-Nahrung und Hydrolysatnahrung – was ist das?

Bei einer Hydrolysatnahrung werden die Eiweißanteile, die normalerweise die Allergie auslösen können, durch spezielle Verfahren aufgespalten, und so wirken sie weniger allergieauslösend. Als HA-Nahrung bezeichnet man eine hypoallergene Nahrung, die aus sogenannten Teilhydrolysaten besteht. Daneben gibt es noch Vollhydrolysate, in denen die Eiweißanteile noch stärker aufgespalten wurden. Sie lösen in der Regel keine Allergie aus, sind aber nur in Apotheken erhältlich und sehr teuer. Empfohlen werden Vollhydrolysate vor allem bei Allergien gegen Milcheiweiß. Sprechen und entscheiden Sie am besten gemeinsam mit dem betreuenden Arzt, welche Ersatznahrung für Ihr Kind – bei Allergiegefährdung – am besten geeignet ist.

Zwischenmahlzeit Weizenbrot und Milch – dann besteht die Ernährung fast ausschließlich aus Weizen und Milchprodukten, den zwei häufigsten Auslösern für Allergien und Intoleranzen. Bringen Sie daher Abwechslung in den Speiseplan Ihrer Kinder mit Getreide wie Polenta, Hirse, Haferflocken und nutzen Sie Alternativen zu Milchprodukten.

Allergien vorbeugen

Die Traditionelle Chinesische Medizin und das Immunsystem

In der TCM (Traditionelle Chinesische Medizin) gilt ein Körper dann als gesund, wenn ein Gleichgewicht von Yin (= Substanzen wie Blut, Flüssigkeiten, Knochen, Muskeln etc.) und Yang (= Energie, Dynamik, Lebenslust, Handlungsmotivation etc.) vorliegt. Sind Yin und Yang im Einklang, dann kann Qi (= Lebensenergie) ungehindert fließen. Qi versorgt alle Organe und Strukturen mit Nährstoffen und schützt vor schädigenden Einflüssen. Ein funktionierendes Immunsystem im westlichen Sinn benötigt ausreichend Qi. Drei Organebenen sorgen nach TCM für Entwicklung und Funktion des Immunsystems:

- Die erste Ebene stellt die **Niere** dar. Sie ist die Wurzel von Yin und Yang und vergleichbar mit den westlich definierten Genen oder Erbanlagen, die durch die Konstitution der Eltern mitbestimmt wird. Neben Lebens- und Essgewohnheiten der Mutter während der Schwangerschaft sind vor allem die ersten drei Lebensjahre von Bedeutung. Die Nahrungszufuhr in den ersten drei Lebensjahren sorgt für den Aufbau eines gesunden Verdauungstrakts, der die zweite Ebene des Immunsystems darstellt.

- Die zweite Ebene – der **Verdauungstrakt** – besteht aus Magen, Milz, Zwölffinger-, Dünn- und Dickdarm. Im Verdauungstrakt wird nach TCM aus der Nahrung Qi extrahiert, um uns am Leben zu erhalten. Der Verdauungstrakt wird durch regelmäßiges und warmes Essen gestärkt bzw. besonderes Augenmerk gilt einem nahrhaften Frühstück zwischen 7 und 11 Uhr (= Organzeit von Milz und Magen).

- Die dritte Ebene – die **Lunge** – ist nach TCM für die Verteilung von Qi zuständig. Die Lunge verbindet das Nahrungs-Qi mit dem Qi der Atemluft, leitet es an alle Organe weiter und verteilt es an die Körperoberfläche. Wenn die Verteilungsfunktion der Lunge gestört ist, ist das Abwehrsystem geschwächt und Krankheiten bzw. Allergien können auftreten.

Bei Kindern mit allergischen Reaktionen ist eine Energieschwäche im Verdauungstrakt die Ursache. Meist ist dieser Mangel angeboren. In der westlichen Welt leiden heute die meisten Menschen unter Qi-Mangel, so auch Schwangere, die diesen dann auf das Kind übertragen. In der Schwangerschaft möchte man alles richtig machen und sich gesund ernähren. Oft bedeutet das viel Rohkost und wenig Fleisch. Kalte Mahlzeiten und zu viel Rohkost schwächen aber aus Sicht der TCM das Verdauungssystem. Der reine Verzicht auf Fleisch ohne entsprechenden Ersatz durch Fisch, Hülsenfrüchte, Nüsse und Samen ebenso – ein Qi-Mangel ist die Folge und wird an das Kind weitergegeben.

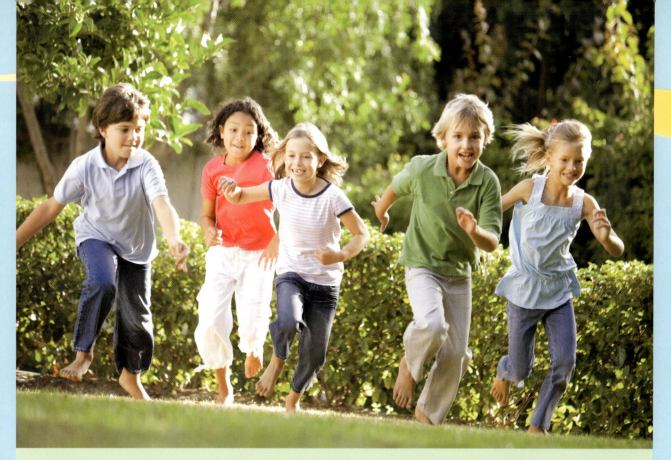

Richtig essen gibt Kraft für den Tag.

Immunsystem stärken nach der TCM

Ein harmonisches Zusammenspiel aller drei Organebenen hält Kinder gesund und sorgt für ein funktionierendes Immunsystem. Zusammengefasst lauten die wichtigsten Ernährungsempfehlungen der TCM:

• Vorwiegend gekochte Nahrung essen, da Rohkost den Verdauungstrakt auskühlt und so die Aufnahme wichtiger Nährstoffe verhindert. Das ist vor allem für Babys und Kleinkinder wichtig. Zur Stärkung des Verdauungstrakts sollten Südfrüchte und Säfte daraus vermieden werden, stattdessen viel Wurzelgemüse, Kartoffeln, Kompott aus Äpfeln und Birnen, Haferporridge, Fencheltee etc. gereicht werden. Manche Kinder mögen gekochtes Gemüse nicht so gern, weil sich Konsistenz, Farbe und Geschmack beim Garen verändern. In solchen Fällen ist eine Kombination aus zum Teil gegarten Zutaten und dazu eine kleine Menge an rohen Gemüse- oder Obststücken hilfreich.

• Die Kombination von „zu süß" und „zu kalt" vermeiden, damit sind vor allem Milchprodukte gemeint, die stark gesüßt sind, wie fertige Topfendesserts oder Fruchtjoghurts. Eine bessere Alternative sind gekochte Getreide wie Polenta mit Fruchtmus oder auch selbst gemixte Naturjoghurts mit Obst.

• Eine bewusste Auswahl bei den Lebensmitteln – frische, biologisch produzierte Zutaten mit viel Abwechslung nach Saison garantieren eine gute Nährstoffversorgung über das ganze Jahr.

So wenig Zusatzstoffe wie möglich!

Neben der bewussten Auswahl der Zutaten ist auch das Vermeiden von Zusatzstoffen und Konservierungsmitteln wichtig. Gerade bei verarbeiteten Produkten ist die Fülle an zugesetzten Stoffen wie Farb- und Aromastoffen und Geschmacksverstärkern fast unüberschaubar. Zusatzstoffe sorgen dafür, dass Lebensmittel länger haltbar bleiben und vorzeitiger Verderb verhindert wird. Zusatzstoffe wie Farbstoffe, Süßstoffe, naturidente Aromen und Geschmacksverstärker verändern häufig die Geschmackswahrnehmung. Dazu kommen appetitanregende chemische Stoffe und technische Verarbeitungshilfen, wie sie in den meisten Fertigprodukten enthalten sind. Die Geschmacksknospen werden dadurch betäubt und verlieren mit der Zeit ihre Fähigkeit, natürliche Aromen richtig zu schmecken. Vor allem Kinder und Jugendliche sind davon betroffen. Untersuchungen zeigen, dass sie mit der Zeit nicht mehr in der Lage sind, salzig von sauer oder bitter von scharf zu unterscheiden. Durch die ständige Geschmacksüberreizung von Zusatzstoffen schmecken natürliche Lebensmittel meist auch nicht mehr interessant genug.

In der Regel müssen Zusatzstoffe auf dem Etikett bzw. der Verpackung deklariert werden. Sie gehören zu den meistgeprüften Zutaten und sind nach aktuellem Stand der Wissenschaft gesundheitlich unbedenklich. Allerdings beziehen sich die Studien auf einzelne Zutaten und nur auf eine bestimmte Verzehrmenge pro Tag. Da die Mengen auf der Verpackung nicht angegeben sind, ist es für Verbraucher fast unmöglich herauszufinden, welche Menge tatsächlich aufgenommen wurde bzw. liegt das Risiko in der Summierung solcher Stoffe. Bei sensiblen Personen kommt es immer wieder zu Beschwerden wie z. B. Zahnschäden durch Zitronensäure, eine Beeinträchtigung der Darmflora und Darmwände durch Schwefelverbindungen, Übelkeit oder Durchfall durch künstliche Süßstoffe oder Sodbrennen und Magenbeschwerden durch Konservierungsmittel. Die Fülle an Zusatzstoffen ist vor allem für Allergiker problematisch. Außerdem: Je mehr industriell gefertigte Nahrung man aufnimmt, desto mehr Zusatzstoffe werden dem Körper zugeführt. Umgekehrt fehlen, wenn wenige natürliche Lebensmittel aufgenommen werden, deren wertvolle Inhaltsstoffe wie Vitamine und Mineralstoffe dann in der persönlichen Gesundheitsbilanz.

Zusatz- und Konservierungsstoffe vermeiden – aber wie?

Gönnen Sie sich und Ihrem Kind nur das Beste. Bereiten Sie Ihre Speisen möglichst oft selbst frisch zu und vermeiden Sie Fertigprodukte. Eine Soße für Salat oder Nudeln ist schnell gemacht, verzichten Sie auf vorgefertigte Produkte, die immer gleich schmecken. Ein Beispiel: Naturjoghurt mit frischem Obst kommt ohne Zusatzstoffe aus. Fertige Fruchtjoghurts enthalten häufig Bindemittel, Geschmacksverstärker, Aromen, Farb- und Konservierungsstoffe.

Die Traditionelle Chinesische Medizin und das Immunsystem

Tipps für den Alltag:

- Lesen Sie die Zutatenliste auf der Verpackung. Je mehr unverständliche Bezeichnungen dort zu finden sind, umso misstrauischer sollten Sie werden und das Produkt nicht kaufen. Überprüfen Sie auch bei bewährten Lebensmitteln immer wieder die Angaben auf der Verpackung. Rezepturen verändern sich.
- Skepsis ist angesagt, wenn Lebensmittel unter Werbeslogans wie Powerbrot, Sportlerdrink etc. verkauft werden. Das klingt zwar gesund, aber oft ist eine unüberschaubare Anzahl von Zutaten enthalten.
- Bevorzugen Sie Lebensmittel, auf denen schriftlich „ohne Farbstoffe", „ohne Konservierungsmittel" oder „ohne künstliche Aromen" ausgewiesen ist.
- Nicht alles, was unverpackt ist, ist frei von Zusatzstoffen. So verwenden Bäckereien meist Fertigmischungen mit einer Menge an Zusatzstoffen. Fragen Sie deshalb auch bei Brot, Käse oder Wurst genauer nach.
- Lange Zutatenlisten weisen meist darauf hin, dass die Lebensmittel bearbeitet und somit vom Naturzustand weit entfernt sind. Bevorzugen Sie unverarbeitete und frische Zutaten.
- Wissenschaftler diskutieren schon länger mögliche Zusammenhänge zwischen den Azofarbstoffen E 102, E 104, E 110, E 122, E 124, E 129 und dem sogenannten „Zappelphilippsyndrom" bei Kindern. Laut europäischer Lebensmittelsicherheitsbehörde (EFSA) gibt es zwar dafür noch keine gesicherten Studien, aber das EU-Parlament hat im Jahr 2008 einen Beschluss für vorbeugenden Verbraucherschutz durchgesetzt. Lebensmittel mit Azofarbstoffen müssen künftig den Aufdruck „Kann sich nachteilig auf die Aktivität und Konzentration von Kindern auswirken" tragen. Sobald das Gesetz veröffentlicht wird, haben die Hersteller 18 Monate Zeit, ihre Etiketten anzupassen.

Die Rolle von Antibiotika

Antibiotika sind effektive Medikamente gegen bakterielle Krankheiten und werden manchmal vorschnell verschrieben und verabreicht. Viele Krankheiten beginnen als Virusinfektion, gegen die Antibiotika eigentlich wirkungslos sind, aber in der Folge treten bakterielle Infektionen auf. Leider wird nicht immer eindeutig unterschieden oder es werden gleich vorbeugend Antibiotika mitverabreicht. Die Folge ist ein Anstieg von antibiotikaresistenten Bakterien. Eine weitere Nebenwirkung: Antibiotika töten auch die guten Bakterien im Verdauungstrakt, wodurch Verdauungsstörungen häufiger werden. Greifen Sie bitte nicht bei jeder Erkältung oder Grippe gleich reflexartig zum Medizinschrank oder eilen zum Arzt. Mit Bettruhe, liebevoller Fürsorge und guter Ernährung schafft Ihr Kind den Kampf gegen die Infektion und wird dadurch gestärkt. Treten allerdings sehr hohes Fieber oder Komplikationen auf, ist der Weg zum Arzt angebracht.

Das Immunsystem natürlich stärken

Jede Mutter kennt das: Ihr Kind läuft ohne Jacke vor die Haustür, spielt begeistert mit Wasser aus den Pfützen, bis die Hose pitschnass ist. Im Sommer geht es raus aus dem Wasser und gleich zum Eisbecher, und bei Kleinkindern kann man gar nicht schnell genug schauen, schon wieder steckt das Lieblingsspielzeug im Mund. Wenn Kinder spielen, dann haben ihre Abwehrkräfte viel zu tun. Und Mamas Ratschläge sind schnell vergessen, wenn das nächste Abenteuer winkt. So geraten Kinder täglich in Situationen, die ihre Abwehrkräfte herausfordern – und das ist auch gut so.

Zusätzlich zum täglichen Training in Alltagssituationen können Sie die Abwehrkräfte Ihrer Kleinen auch von innen stärken. Geben Sie Ihrem Kind das richtige Werkzeug, und es wird sein Potenzial entfalten und sich weitgehend selbst heilen.

Die gute Entwicklung und Entfaltung eines gesunden Immunsystems braucht ausreichend Nährstoffe – eine Übersicht über die wichtigsten davon und deren spezifische Aufgaben finden Sie auf der nächsten Seite.

Auch wenn es unbequem und etwas anstrengend klingt: Das Geheimnis eines gesunden Immunsystems liegt in gesunder Ernährung. Die Zutaten sollten so frisch wie möglich und am besten biologisch sein. Eine abwechslungsreiche Ernährung mit Getreide, viel Obst und Gemüse, Hülsenfrüchten, Nüssen, Samen, Fisch, Geflügel und Fleisch versorgt Ihr Kind ausreichend mit diesen Nährstoffen. Die Gabe von Nahrungsergänzungsmitteln ist in der Regel nicht erforderlich!

Spielen im Freien trainiert die Abwehrkräfte.

Nährstoffe und ihre Aufgaben im Immunsystem

Nährstoff	Funktion im Immunsystem	Mangelsymptome
Vitamin A	Schützt vor freien Radikalen, stimuliert die weißen Blutkörperchen (Lymphozyten) bei ihrer Abwehrfunktion, sorgt für eine feuchte Oberfläche der Schleimhäute und verstärkt so die Abwehrleistung, wichtig für den Fettstoffwechsel	Trockene Haut, häufige Infektionen, beeinträchtigtes Wachstum, Mundgeschwüre, Nachtblindheit, spröde Haare
B-Vitamine	Unterstützen die Bildung von Antikörpern, fördern die Antigen-Antikörper-Reaktion	Wenig Energie, Nervosität, spröde Haare, Hauterkrankungen
Folsäure	Wichtig für die Bildung von Antikörpern, fördert die Aktivität der Abwehrzellen	Fördert Blutarmut (Anämie), begünstigt während der Schwangerschaft die Entstehung von Neuralrohrdefekten beim Kind
Vitamin C	Unterstützt die Abwehr von Bakterien und Viren, mindert allergische Reaktionen, schützt vor freien Radikalen	Allergien, Zahnfleischbluten, immer wiederkehrende Infektionen, langsame Wundheilung
Vitamin E	Unterstützt die Bildung von Antikörpern, aktiviert die T-Zellen und schützt vor freien Radikalen	Trockene Haut, Neigung zu blauen Flecken, langsame Wundheilung
Eisen	Wichtig zum Transport von Sauerstoff im Körper, fördert die Beweglichkeit der T-Zellen, bei Mangel sinkt der „Appetit" der Fresszellen (Makrophagen)	Blutarmut (Anämie), Müdigkeit, Konzentrationsstörungen, starkes Kälteempfinden, Übelkeit, blasse Haut, wenig Appetit
Magnesium	Erhöht die Beweglichkeit der Fresszellen, indem es die Durchlässigkeit der kleinen Blutgefäße verbessert, fördert wahrscheinlich die Bildung von Antikörpern und kontrolliert den Histaminspiegel	Allergien, Verstopfung, Müdigkeit, Hyperaktivität, Schlafstörungen, Reizbarkeit, Muskelkrämpfe
Selen	Erhöht die Aktivität von Fresszellen (Makrophagen), fängt freie Radikale, hilft bei der Entgiftung von Schwermetallen, produziert Enzyme, die Krebszellen minimieren	Häufige Infektionen
Zink	Fördert die Bildung von Gedächtniszellen, hilft bei der Antikörperbildung, erhöht die Aktivität der Fresszellen (Makrophagen), bei Mangel schrumpft die Thymusdrüse („Schulungsstätte" der T-Zellen)	Eingeschränkter Geschmacks- und Geruchssinn, wenig Appetit, eingeschränktes Wachstum, immer wiederkehrende Infektionen, weiße Punkte auf dem Nagel

Das Immunsystem natürlich stärken

Ein Mensch wächst heran

Die Ernährung von Neugeborenen und Babys stellt einen hohen Anspruch an Qualität und Ausgewogenheit. Nur das Beste ist gut genug. Doch was ist das Beste?

Das Beste für die ersten 6 Lebensmonate

Muttermilch ist für die ersten Lebensmonate unbestritten die beste Nahrung für Ihr Kind. Sie wird individuell für den Bedarf des Kindes gebildet und bietet daher die größte Sicherheit, Ihr Kind zum jeweiligen Zeitpunkt ausreichend zu versorgen. Während der ersten Lebensmonate ist Stillen auch der beste Schutz gegen Krankheiten. Die Antikörper in der Muttermilch unterstützen das Immunsystem, wehren Infektionen ab, schützen vor Allergien und regen aktiv die Entwicklung des Immunsystems an. In Formula- oder Fertigmilch, die es zu kaufen gibt, fehlen viele der Substanzen, vor allem die IgA-Antikörper, die den gesunden Aufbau der Darmflora von Babys unterstützen.

Schutz für Flaschenkinder

Sollte aus gesundheitlichen oder anderen Gründen das Stillen nicht möglich sein, dann brauchen Sie kein schlechtes Gewissen zu haben. Industriell hergestellte Fertigmilch oder Säuglingsmilchnahrung entspricht weitgehend der Zusammensetzung von Muttermilch. Extrastreicheleinheiten beim Füttern gleichen das fehlende Stillen aus und auch Väter oder andere Personen haben die Möglichkeit, das Baby zu füttern. Welche Fertigmilch ist aber die richtige? Im Handel ist das Angebot fast unüberschaubar. Für Kinder, die allergiegefährdet sind und nicht gestillt werden (können), gibt es die HA-Nahrung. HA steht für hypoallergen oder „wenig allergieauslösend". Falls eine Allergie nachgewiesen wurde, darf die HA-Nahrung nicht mehr gegeben werden, dann ist Spezialnahrung, die von Kinderärzten verschrieben wird, notwendig. Bitte verzichten Sie auf selbst zubereiteten Muttermilchersatz aus Frischkorn-, Mandel-, Reis- oder Sojamilch. Durch die schlechte Verträglichkeit wird der Nährstoffbedarf unzureichend gedeckt und das Allergierisiko erhöht sich. Vorsicht ist bei Zubereitungen aus Schaf-, Ziegen- und Stutenmilch geboten, da sich diese Milcharten in der Nährstoffzusammensetzung von der Muttermilch stark unterscheiden. Auch von verdünnter Kuhmilch wird abgeraten, weil dadurch im ersten Lebensjahr das Allergierisiko ansteigt. Eine gute Unterstützung ist die Zugabe von einem Probiotikum für Säuglinge (erhältlich in Apotheken bzw. über Kinderärzte), das den Aufbau der gesunden Darmflora unterstützt. Dazu einmal täglich etwa 1/4 Teelöffel dem Fläschchen zugeben. Eine gute Ergänzung sind auch 2 bis 3 Tropfen Leinöl – eine gute Quelle für Omega-3-Fettsäuren.

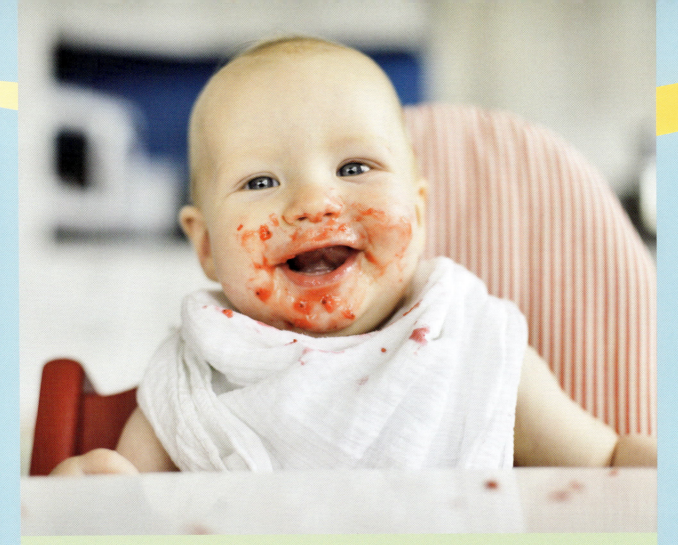

Selbstständiges Essen macht großen Spaß!

Von 6 bis 12 Lebensmonaten – die (Essens-)Welt entdecken

Wem geht beim Anblick einer stillenden Mutter nicht das Herz auf? Die innige Verbundenheit und das zufriedene Schmatzen des Babys sind der Inbegriff von Liebe und Glück. Doch irgendwann kommt der Zeitpunkt, wo das Baby selbstständiger werden soll – auch bei der Nahrungsaufnahme.
Mit 5 bis 6 Monaten ist Ihr Baby so weit, festes Essen zu sich zu nehmen. Das ist ungefähr die Zeit, wo die passiv erworbenen Antikörper, die es bei der Geburt mitbekommen hat, zur Neige gehen. Zu frühes Zufüttern (vor dem 5. Monat) kann das Allergierisiko erhöhen und wird nicht empfohlen. Ab dem 5. Lebensmonat ist das Verdauungssystem so weit entwickelt, dass Babys auch andere Nahrungsmittel als Milch in Magen und Darm verwerten können. Ausschließliches Stillen bis zum 6. Monat hat den Vorteil, dass das Immunsystem des Kindes länger Zeit hat, sich zu entwickeln, so ist es weniger anfällig oder wird sensibel auf neue Nahrung

Ein Mensch wächst heran

reagieren. Sechs Monate voll zu stillen wird empfohlen, wenn Eltern oder Geschwister bereits an Allergien oder an Krankheiten wie Asthma, Ekzemen, Migräne oder Heuschnupfen leiden. Spätestens ab dem 7. Lebensmonat ist der Nährstoffbedarf für Ihr Kind höher und muss durch zusätzliche Nahrung gedeckt werden.

Achten Sie auf das Verhalten Ihres Kindes. Ihr Kind signalisiert Ihnen den optimalen Beginn für Beikost durch intensivere Teilnahme an den Vorgängen rund ums Essen. Die motorische Entwicklung schreitet voran, es greift in den Teller und kaut an allem, was es in die Finger bekommt. Wenn Sie diese Zeichen wahrnehmen, ist das Kind meist imstande, vom Löffel zu essen und die Muskeln, die zum Schlucken benötigt werden, sind inzwischen kräftig genug.

Bitte beachten: Beginnen Sie das Zufüttern nicht dann, wenn das Kind gerade durch Krankheit, Zahnen oder Ähnliches belastet ist!

Geschmackstraining – von Anfang an

Als Zwischenstufe zwischen ausschließlicher Milchnahrung und alltäglicher Familienkost dient die Beikostphase. Breie sind als erste Beikost besonders geeignet. Alles, was Sie zur Zubereitung benötigen, sind ein paar Plastiklöffel und eine kleine Schüssel. Gehen Sie es langsam an. Bieten Sie Ihrem Baby ein paar Tage lang vor der Brustmahlzeit – bevorzugt mittags – oder vor dem Fläschchen ein paar Löffel Brei an. So kann das Kind den Brei kennenlernen und sich danach mit Milch satt trinken. Wenn das Baby den Brei mag, öffnet es den Mund – allerdings kann dies ein paar Tage dauern. Übung macht eben den Meister. Nach ein bis zwei Wochen stellt sich Routine ein und Sie können die Mittagsmilchmahlzeit vollständig durch Brei ersetzen. Zwingen Sie aber Ihr Kind

nie, mehr zu essen, als es mag. Sobald es den Kopf wegdreht und den Mund schließt, hat es genug.

Beginnen Sie damit, Ihrem Baby kleine Kostproben von Frucht- und Gemüsepürees zu geben. Nehmen Sie jeweils nur eine Gemüse- oder Obstsorte, sodass Sie eine mögliche Reaktion auf das Essen beobachten können. Bevor Sie eine neue Zutat ausprobieren, warten Sie mindestens eine Woche. So können Sie feststellen, ob Ihr Baby das jeweilige Gemüse, Getreide oder Obst verträgt oder ob es allergisch reagiert. Das Kind braucht außerdem etwas Zeit, um sich an ein neues Lebensmittel zu gewöhnen. Nicht aufgeben, wenn ein neues Gemüse oder Getreide nicht gleich gemocht wird. Versuchen Sie es ein paar Tage später nochmals, manche Babys brauchen einfach Zeit, um „auf den Geschmack" zu kommen. Ab Ende des 5. Lebensmonats kann im Brei auch Fleisch enthalten sein. Grundsätzlich gilt jedoch: Weniger ist mehr. Die Nahrung darf Ihnen ruhig eintönig vorkommen und muss noch nicht abwechslungsreich sein. Bei zu viel Neuem wird der Magen-Darm-Trakt Ihres Kindes schnell überfordert. Für Babys ist das Essen vom Löffel an sich schon ein großes Erlebnis. Je einfacher der Brei, je weniger Zutaten, desto besser. Salz, Gewürze oder Zucker sind in Beikost – ob selbst gemacht oder gekauft – unnötig. Vermeiden Sie eine Belastung durch Umweltgifte und verwenden Sie für die Zubereitung idealerweise Zutaten aus biologischem Anbau.

Etwa ein Monat nach den ersten Breiversuchen können Sie eine bis zwei weitere Mahlzeiten des Tages als Brei geben. Nach einzelnen Sorten von Obst und Gemüse können Sie jetzt beginnen, Zutaten zu mischen und mit Getreide- und Eiweißkomponenten zu ergänzen. Am Vormittag oder Nachmittag kann das beispielsweise ein Obst-Gemüse-Brei oder Obst-Getreide-Brei sein. Für den

Abend bietet sich ein Getreide-Milch-Brei an. Durch das schrittweise Ausprobieren neuer Lebensmittel können sich das Immunsystem und die Verdauung Ihres Kindes langsam an die Nahrung gewöhnen.

Als erste Getreide sind Hafer, Hirse, Reis und Mais empfehlenswert. Hafer ist sehr gut verträglich und aufgrund des hohen Gehalts an Vitamin B_1, Eisen und Kalzium besonders gut geeignet. Hirse ist aufgrund des Eisengehalts vor allem bei vegetarischer Ernährung empfehlenswert. Zur Vermeidung von Allergien sollten in den ersten 6 Lebensmonaten glutenfreie Getreide wie Reis, Mais oder Hirse bevorzugt werden, speziell wenn jemand in der Familie unter insulinpflichtiger Zuckerkrankheit (Typ-1-Diabetes) oder Zöliakie leidet.

Exotische Getreidesorten wie Buchweizen, Quinoa oder Amarant sind in den ersten 12 Lebensmonaten nur bedingt geeignet. Sie enthalten Gerbstoffe, Farbstoffe (Fagopyrin im Buchweizen) und Saponine, die die Verwertung von Nährstoffen, Vitaminen und Mineralstoffen beeinträchtigen, Hautentzündungen auslösen oder dem empfindlichen Babydarm Probleme bereiten können.

Bitte beachten: Verzichten Sie in den ersten 12 Monaten auf rohes Getreide. Frischkornbrei ist für den kindlichen Magen-Darm-Trakt noch zu schwer verdaulich und kann zudem mit Keimen belastet sein.

Ab dem 12. Monat ist Ihr Baby ein Kleinkind und wird sich immer mehr der Familienkost annähern. Das Kind wird immer mehr Teil seiner Umwelt, der Bedarf an Eiweiß steigt. Bleiben Sie aber bei einfacher Kost, probieren Sie nach und nach neue Zutaten aus, würzen Sie moderat und vermeiden Sie noch eine Weile rohes Getreide, wie z. B. auch Müsli. Fettreiche Lebensmittel, Gebratenes oder Frittiertes und stark gewürzte Speisen bitte generell meiden.

1, 2, 3 – fertig ist der Brei!

Die wichtigsten Basisrezepturen
für die ersten Beikostbreie:

- **Gemüse-Kartoffel-Fleisch-Brei**
  (ab dem 6. Monat)
  20 bis 30 g mageres Fleisch (Schwein, Rind, Geflügel, Lamm) in wenig Wasser weich kochen, klein schneiden und pürieren. 90 bis 100 g Gemüse (nährstoffreiche, gut verträgliche Sorten wie: Karotten, Zucchini, Kürbis, Fenchel) und 40 bis 60 g Kartoffeln waschen, klein schneiden und in wenig Wasser oder Fleischbrühe weich dünsten. Alles pürieren und 1 TL Rapsöl unterrühren.

- **Getreide-Obst-Brei** (ab dem 6. Monat)
  20 g Getreide(flocken) (z. B. Haferflocken, Reisflocken, Polenta) mit 90 g Wasser aufkochen, 100 g Obstpüree oder -saft (z. B. Apfel, Birne) zugeben und mit einigen Tropfen Rapsöl verfeinern.

- **Gemüse-Kartoffel-Getreide-Brei** (ab dem 7. Monat, vor allem bei vegetarischer Ernährung) 100 g Gemüse putzen und klein schneiden, 50 g Kartoffeln schälen, klein schneiden und mit dem Gemüse in wenig Wasser weich dünsten, 10 g Haferflocken zufügen und mit 30 g Orangensaft und 20 g Wasser pürieren, 1 TL Pflanzenöl (z. B. Rapsöl) unterrühren.

- **Milch-Getreide-Brei** (ab dem 8. Monat)
  Er verbessert vor allem die Mineralstoffversorgung Ihres Kindes und liefert wichtige Vitamine der B-Gruppe. Als Milch ist eine industriell hergestellte Säuglingsmilch geeignet. 200 ml Milch erhitzen und 20 g Getreide(flocken) (z. B. Haferflocken, Grieß, Polenta) aufkochen. 20 g Obstsaft oder -püree unterrühren.

Selbstgekochtes oder Gläschenkost?

Soll es schnell und unkompliziert gehen? Dann ab in den Supermarkt, ein schneller Griff ins Regal, ab nach Hause und rein in die Mikrowelle. Oder nehmen Sie sich Zeit? Dann werden vorzugsweise biologische Zutaten gekocht, püriert und in Gläschen abgefüllt oder gleich gefüttert. Bei Breikost aus dem Glas ist Vorsicht geboten, da die Empfehlungen, ab welchem Monat sie gegeben werden können, meist nicht altersgerecht sind. Lesen Sie aufmerksam die Zutatenlisten! In vielen Produkten ist nicht nur das enthalten, was vorne draufsteht. Fertigbreie, die Sie nur mit Wasser anrühren müssen, enthalten meist unnötige Zusätze wie gefriergetrocknetes Obstpulver, Emulgatoren oder Vitaminmischungen. Oft enthalten sie kein Vollkorngetreide, dafür aber Zuckerzusätze. Selbst der Aufdruck „kristallzuckerfrei" besagt nur, dass kein Haushaltszucker (Saccharose) zugegeben wurde. Andere Süßungsmittel wie Maltose, Fruktose, Honig, Apfel- oder Birnendicksaft dürfen durchaus enthalten sein! Die große Auswahl an Geschmacksrichtungen von Stracciatella- bis Apfelstrudelgeschmack ist nur durch Zugabe von Aromen, Kakao, Nüssen oder Gewürzen möglich, die das Allergierisiko erhöhen. Außerdem dürfen verzehrfertige Getreidebreie aufgrund einer EU-Richtlinie nicht mehr als 3,3 Gramm Fett je 100 Kilokalorien enthalten. Deshalb werden auf den Packungen meist 160 Milliliter Vollmilch und 40 Milliliter Wasser zur Breizubereitung empfohlen. Mit dieser verdünnten Milch ist Ihr Kind auf Dauer jedoch nicht ausreichend versorgt. Bereiten Sie den Milch-Getreide-Brei deshalb immer mit Vollmilch zu, auch wenn auf der Getreideflockenpackung etwas anderes steht!

Wenn es einmal schnell gehen muss, ist nichts gegen Gläschenkost einzuwenden. Wichtig ist, dass das Baby nicht bei jeder Mahlzeit unnötige Salz- oder Zuckermengen bekommt. Eine Möglichkeit ist auch, Gemüse- oder Obstgläschen unter selbst gemachten Getreidebrei zu mischen. Der Vorteil beim Selbstgekochten ist, dass Sie genau wissen, was und wie viele Zutaten drinnen sind. Sie können den Speiseplan trotzdem mannigfaltig gestalten. Außerdem ist zu bedenken, dass ein Baby keine so abwechslungsreiche Kost, wie es uns die Nahrungsmittelindustrie vorgaukelt, benötigt. Es kennt zu diesem Zeitpunkt noch nicht mehr Varianten und begnügt sich mit allem, was es bekommt – vorausgesetzt, es schmeckt! Eine Hauszustellung von Biokisten mit Obst und Gemüse erleichtert den Alltag in der Babyphase. Je nach Inhalt der Kiste werden dann die buntesten Mischungen zusammengestellt, beispielsweise Kürbis-Apfel-Hirse-Brei oder Zucchini-Kartoffel-Kürbis-Brei. Selbst gemachte Breie, die frisch gekocht in saubere Behältnisse abgefüllt werden, sind auch 1 bis 2 Tage im Kühlschrank haltbar.

Ein Mensch wächst heran

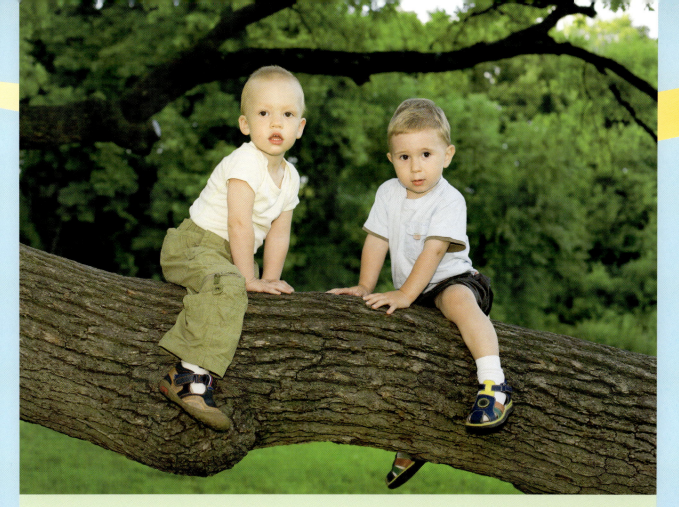

Bewegung in der Natur baut Stress ab.

So richtig Kind – von 1 bis 6 Jahren

Sobald das Kind zu krabbeln und laufen beginnt, ist es vermehrt verschiedenen Bakterien und Viren ausgesetzt und jeder Kontakt wird das Abwehrsystem stärken. Die meisten Kinder fangen sich zusätzlich Keime von ihren Geschwistern oder von anderen Kindern ein. Das ist normal und ein wichtiger Beitrag für die Reifung des Immunsystems. Allerdings ist es nicht normal, wenn diese Bakterien lange überleben. Ein Kind mit starkem Immunsystem erholt sich von einer Erkältung oder einer viralen Infektion innerhalb von zwei bis drei Tagen. Sollte Ihr Kind ständig krank sein, ist es wichtig, das Immunsystem besonders zu stärken. Nicht nur eine bakterielle oder virale Infektion, auch Stress kann das Immunsystem unterdrücken. Stresshormone wirken als Immunsuppressiva, was zu häufigeren Infektionen führen kann. Ein Zeichen von Stress bei Vorschulkindern kann auch nächtliches Bettnässen oder aggressives Verhalten sein. Außerdem sind gestresste Kinder häufiger untergewichtig.

Trinken nicht vergessen

Keine Frage: Reichlich trinken ist für Babys und Klein-kinder wichtig. Solange Babys gestillt werden oder Flaschennahrung erhalten, sind sie rundum bestens versorgt – auch mit ausreichend Flüssigkeit. Zusätzli-che Getränke brauchen sie erst, wenn die ersten Brei-mahlzeiten gegeben werden. Abgekochtes Leitungs-wasser oder stille, natriumarme Mineralwässer sind die besten Durstlöscher. Sobald die Kleinen zu krabbeln beginnen und sowieso alles in den Mund stecken, braucht das Wasser nicht mehr abgekocht zu werden. Statt Limonaden und gesüßter Getränke ist weiterhin Wasser als Durstlöscher vollkommen ausreichend. Als Varianten zwischendurch können Sie ungesüßte Kräuter- oder Früchtetees reichen oder verdünnte, frisch gepresste Fruchtsäfte und Frucht-Smoothies zubereiten. Milch ist sehr sättigend und sollte nicht als Getränk zu den Mahlzeiten gereicht werden, da sonst womöglich das Essen übrig bleibt. Vermeiden Sie auf jeden Fall Colagetränke und Soft-drinks mit Phosphaten, da dadurch vermehrt Kalzium aus dem Körper ausgeschieden wird und auch das Aufputschmittel Koffein für Kinder ungeeignet ist.

Mit am Familientisch

Ab dem ersten Lebensjahr sollte Ihr Kind mehr oder we-niger dasselbe essen wie der Rest der Familie. Ideal sind drei Hauptmahlzeiten und zwei Zwischenmahlzeiten. Soweit möglich sollten die Mahlzeiten gemeinsam mit der Familie eingenommen werden. Gemütliches Bei-sammensitzen, essen und die Erlebnisse des Tages be-sprechen, das fördert die Beziehung und die Gesund-heit. So werden gute Essgewohnheiten von Anfang an gelernt und die Chance ist hoch, dass Ihr Kind ein gesun-des Essverhalten entwickelt. Eltern, die ständig nur zwi-schendurch, im Stehen oder Gehen essen oder häufig Diäten machen, fördern dieses Verhalten auch bei ihren Kindern. Wenn Sie möchten, dass Ihr Kind sich gesund ernährt, werden Sie nicht darum herumkommen, auch sich selbst gesund und ausgewogen zu ernähren. Kin-der lernen nicht von dem, was wir sagen, sondern sie nehmen das an, was ihnen vorgelebt wird. Wenn Sie sich hauptsächlich von Pizza, Pommes und Schokolade ernähren, aber Gemüse und Vollkorn predigen, was wer-den Ihre Kinder dann tun? Die Kindheit legt den Grund-stein für das Ernährungsverhalten, auch wenn das eine unbequeme Botschaft ist.

Als Eltern haben Sie hier die Verantwortung. Nutzen Sie die Chance und geben Sie Ihrem Kind einen genuss-vollen Start im Umgang mit Essen mit auf den Weg!

Die wichtigsten Nährstoffe im Vorschulalter

Die wichtigsten Nährstoffe, die Ihr Kind speziell im Vor-schulalter ausreichend aufnehmen sollte, sind Kalzium, Eisen, Magnesium, Zink, essenzielle Fettsäuren und Anti-oxidanzien, die vor allem an der Bildung des Immunsystems beteiligt sind und Wachstum und Entwicklung fördern. Zwischenmahlzeiten wie Früchte, selbst gemachte Kekse, Kuchen und Gebäck können hier einen wertvollen Beitrag leisten. Meiden Sie stark gesüßte Speisen und Getränke, aber verbieten Sie Süßigkeiten und Schokolade nicht komplett, das macht sie umso interessanter.

Der Eiweißbedarf von einem Gramm pro Kilogramm Körpergewicht pro Tag (Empfehlung der Deutschen Gesellschaft für Ernährung) und auch der Bedarf an Vitaminen und Mineralstoffen im Verhältnis zu den Richtwerten bleibt vom 2. Lebensjahr bis ins Erwachsenenalter weitgehend stabil. Für die Lebensmittelauswahl gelten deshalb für Kinder und Jugendliche aller Altersgruppen dieselben Regeln.

Vegetarische Ernährung für Kinder

Vegetarier stehen, sobald ein Kind ins Haus kommt, vor der Frage, ob für den wertvollen Sprössling ebenfalls die vegetarische Ernährung sinnvoll bzw. möglich ist.
Die Antwort ist grundsätzlich: Ja. Aber es erfordert einiges an Konsequenz und Ernährungswissen, um hier die erhöhten Bedürfnisse für Wachstum und Gehirnentwicklung adäquat zu unterstützen. Der Eiweißbedarf für Kinder ist im Gegensatz zu Erwachsenen höher (1 Gramm Eiweiß pro Kilogramm Körpergewicht), und das ist aufgrund der Menge, die verzehrt werden sollte, oft schwierig zu erreichen. Das noch nicht vollständig entwickelte Verdauungssystem von Babys und Kleinkindern wäre mit großen Mengen an Getreide und Hülsenfrüchten schlichtweg überfordert. Ebenso wird vom Verzehr von

Nüssen und Samen in den ersten beiden Lebensjahren wegen des Allergiepotenzials abgeraten. Einfacher ist es daher, mit kleinen Mengen Fleisch und Geflügel den heiß geliebten Nachwuchs mit allen wichtigen Nährstoffen zu versorgen. Ab dem Schulalter kann eine ausgewogene vegetarische Ernährung durchaus in Erwägung gezogen werden – sie sollte aber kein Dogma oder Zwang sein.

Muss mein Kind Milchprodukte essen?

Milchprodukte sind eine gute Quelle für Eiweiß, Fett, Kalzium und fettlösliche Vitamine und sind ein wichtiger Bestandteil unserer Ernährung. Allerdings gibt es auch Kulturen, die wenig bis gar keine Milchprodukte essen und sich trotzdem gut entwickeln. Durch den Anstieg von Allergien, Asthma, Neurodermitis und Ekzemen diskutieren Gesundheitsexperten vermehrt die Rolle der Milchprodukte in der Kindheit. Kalzium ist ein wichtiger Nährstoff, den wir vor allem mit Milchprodukten in Verbindung bringen. Allerdings müssen Kinder keine Milchprodukte essen, um genügend davon aufzunehmen. Viele andere Nahrungsmittel stellen ebenfalls eine gute Kalziumquelle dar, und viele sind auch reich an Magnesium, das für eine optimale Kalziumverwertung benötigt wird. Besonders kalziumreich sind grüne Gemüse, Fenchel, Himbeeren, Johannisbeeren, Hülsenfrüchte, Nüsse und Samen. Auch kalziumreiches Mineralwasser (mehr als 150 mg/l) kann ergänzend eingesetzt werden. Die folgenden Tabellen geben eine Übersicht über den Kalziumbedarf von Kindern und die wichtigsten Lieferanten.

So richtig Kind – von 1 bis 6 Jahren

Kalziumbedarf

Alter	Kalziumbedarf in mg
0 bis unter 4 Monate	220
4 bis unter 12 Monate	400
1 bis unter 4 Jahre	600
4 bis unter 7 Jahre	700
7 bis unter 10 Jahre	900
10 bis unter 13 Jahre	1 100
13 bis unter 15 Jahre	1 200

Quelle: Elmadfa, I.; Muskat, E.; Fritzsche, D. (2008/09): Die große GU Nährwert Kalorien Tabelle, GU

Tipps, wie der Kalziumbedarf in der Praxis milchfrei gedeckt werden kann:
- Frühstück mit Haferflocken, aufgekocht mit Wasser, Soja- oder Reismilch, dazu Nüsse/Nussmus und Beeren
- Hülsenfrüchte in pürierter Form als Aufstrich
- kalziumreiche Gemüsesorten täglich verwenden
- Nüsse und Samen als Knabberzeug für ältere Kinder bzw. Teenager
- Reis-, Soja- oder Hafermilch mit Kalziumzusätzen, vermischt mit Nüssen/Nussmus und Beeren, eventuell mit Honig süßen

Kalziumgehalte in Lebensmitteln

Lebensmittel (100 g)	Kalziumgehalt (in mg/100 g)
Milchprodukte	
Trinkmilch (3,5 % F. i. T.)	120
Emmentaler (45 % F. i. T.)	1 029
Camembert (45 % F. i. T.)	570
Gouda (40 % F. i. T.)	800
Speisetopfen (20 % F. i. T.)	85
Speisetopfen (40 % F. i. T.)	95
Hüttenkäse	100
Gemüse und Hülsenfrüchte	
Brokkoli (gekocht)	87
Grünkohl (roh)	212
Kohlrabi (roh)	68
Spinat (gekocht)	126
Kichererbsen (roh)	124
Rucola	160
Fenchel (roh)	109
Sojakäse (Tofu)	195
Nüsse und Samen	
Haselnuss	225
Mandel	252
Sesamsamen	783
Sonnenblumenkerne, geschält	98
Walnuss	87
Getreide(produkte)	
Haferflocken (Vollkorn)	57
Obst	
Orange	42
Johannisbeere, schwarz	43
Johannisbeere, rot	29
Himbeere (roh)	40
Brombeere (roh)	40
Ei, Fisch, Fleisch	
Hühnerei	54
Sardine	85
Kabeljau/Dorsch	26
Brathuhn	12

Quelle: Elmadfa, I.; Muskat, E.; Fritzsche, D. (2008/09): Die große GU Nährwert Kalorien Tabelle, GU

So richtig Kind – von 1 bis 6 Jahren

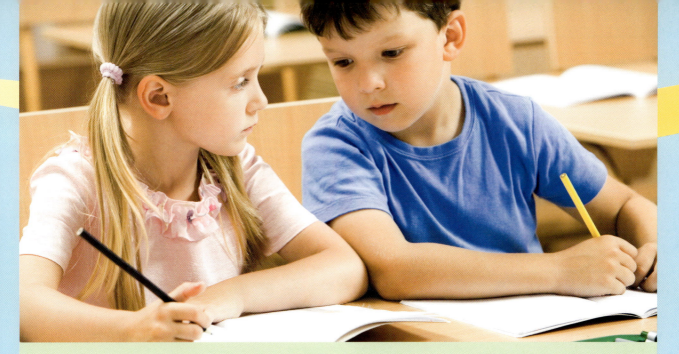

Ein Schulfrühstück hilft beim Denken.

Erfolgreich in der Schule

Mit dem Schulbesuch kommt eine weitere Herausforderung auf das Immunsystems Ihres Kindes zu. Obwohl es bereits gut entwickelt ist und entsprechende Antikörper im Körper Ihres Kindes vorhanden sind, können die Veränderungen im Tagesablauf einen verstärkten Druck auslösen bzw. wie Stress wirken. In der Schule wartet viel Neues und viele Herausforderungen kommen auf Ihren Sprössling zu: Lesen und Schreiben lernen, neue Freunde gewinnen und neue Regeln akzeptieren. Diese Herausforderungen können das Immunsystem eines Kindes sehr beanspruchen. Mit gesunder und ausgewogener Ernährung geben Sie Ihrem Kind aber das Rüstzeug mit, um sich konzentriert und gestärkt den neuen und aufregenden Erfahrungen zu stellen.

Wichtig ist ein halbwegs geregelter Tagesablauf mit regelmäßigen Mahlzeiten. Besonderen Stellenwert in der Ernährung haben die B-Vitamine, die vor allem in Geflügel, Wildfleisch, Vollkorngetreide, Nüssen, Samen und grünem Blattgemüse zu finden sind. Die B-Vitamine werden auch als „Stressvitamine" bezeichnet, weil sie die Produktion von beruhigenden und gute Laune fördernden Hormonen unterstützen. Außerdem fördern sie die Aktivität der Antikörper. Unvermeidbar sind Kinder mit dem Schulbeginn und dem Kontakt mit neuen Freunden auch den Verführungen von „Junkfood" ausgesetzt. Ein komplettes Verbot macht diese Nahrung erst recht interessant. Achten Sie darauf, dass Ihr Kind bei den anderen Mahlzeiten reichlich mit Antioxidanzien aus Obst und Gemüse versorgt wird, dann wird eine „Junkfood-Mahlzeit" mit frittiertem, fettigem oder gegrilltem Essen wie Pommes, Chicken Nuggets oder Burger hin und wieder keinen größeren Schaden anrichten. Solche Mahlzeiten begünstigen die Bildung sogenannter freier Radikale, die unsere Zellen schädigen können. Antioxidanzien wie Vitamin C, A, E und auch Mineralstoffe wie Zink, Kupfer und Selen helfen dem Körper, die freien Radikale in Schach zu halten. Buntes Obst und Gemüse liefern eine Fülle davon.

Erfolgreich in der Schule

Konzentriert durch den Schulalltag

Ein Schultag ist in der Regel ein langer Tag. Regelmäßige Mahlzeiten helfen den Energiespiegel Ihres Kindes über den Tag gut aufrechtzuerhalten. Für manche Kinder beginnt jetzt die Zeit, wo sie das erste Mal Mahlzeiten außer Haus einnehmen, und Schulbüfetts locken mit süßen und häufig zu fetten Snacks. Falls es ein gemeinsames Mittagessen in der Schule gibt und Sie von der Qualität nicht wirklich überzeugt sind, dann achten Sie bei Frühstück und Mittagessen auf eine hohe Nährstoffdichte, um es auszugleichen. Für Schulkinder sind drei Hauptmahlzeiten und zwei Zwischenmahlzeiten täglich ideal. Das Frühstück sollte eine ausgewogene Mischung aus Eiweiß und Kohlenhydraten beinhalten. Eiweiß aus Eiern, Milchprodukten, Nüssen, Samen, Hülsenfrüchten oder Geflügel hilft Ihrem Kind, wach zu werden und sich vormittags gut zu konzentrieren. Ergänzt mit komplexen Kohlenhydraten aus Getreide oder Vollkornbrot wird der Blutzuckerspiegel konstant gehalten und die Energie

Kinder nicht beim Essen austricksen!

Immer wieder liest man Expertentipps, die dazu auffordern, den Kindern das gesunde Gemüse oder Obst quasi unterzujubeln. Kinder sollen nicht merken, was sie essen, und die Eltern sind aufgerufen, ihre Kinder zu verschaukeln und auszutricksen. Aus meiner Sicht ist das äußerst fragwürdig. Kinder sollen merken, was sie essen! Sie sollen ihren Geschmack an unverfälschten Lebensmitteln und Speisen entwickeln und erproben. Auch wenn dabei eine Zeit lang das Gemüse zu kurz kommt. Durch die Angebote der Lebensmittelindustrie werden Kinder ohnehin oft genug ausgetrickst mit künstlichen Aromen und Geschmacksverstärkern. Sollen Eltern auch noch in diese Kerbe schlagen? Das kann langfristig nicht wirklich gut gehen. Viel sinnvoller ist eine unaufgeregte, aber engagierte Haltung zu den Themen Essen und Lebensmittel. Es geht nicht darum, den Kindern das „richtige" Essen vorzusetzen, sondern mit ihnen gemeinsam die Welt der Lebensmittel, des Kochens und Genießens zu entdecken.

Fruchtzucker – gesunder Zucker?

Der neueste Trend sind Lebensmittel mit der „gesunden Süße aus Früchten" – sprich, sie sind mit Fruchtzucker gesüßt. Wissenschaftler weisen vermehrt darauf hin, dass gerade dieser Zucker Übergewicht verursacht und sogar Diabetes auslösen kann. Denn so gesund, wie das Wort „Fruchtzucker" vorspiegelt, ist Fruktose nicht – zumindest nicht, wenn zu viel davon verzehrt wird. Ein Zuviel führt zu Störungen im Stoffwechsel, die Harnsäurewerte können in die Höhe gehen und Insulinresistenz mit mangelhafter Zuckerverwertung wird gefördert.

steht für mehrere Stunden gleichmäßig zur Verfügung. Kinder kommen meist hungrig von der Schule zurück. Hilfreich ist, wenn gute Snacks bereitstehen, etwa Getreidesalate oder Obst. So können sie sich selbst bedienen, wenn sie Lust darauf haben. Das Abendessen sollte – wenn möglich – ein Familienessen sein. Gerichte mit Kohlenhydraten helfen dem Kind, sich abends zu entspannen. Vermeiden Sie wegen ihrer aufputschenden Wirkung zu stark gesüßte Speisen und Getränke am Abend, sonst gibt es möglicherweise lange Diskussionen über die Zubettgehzeit.

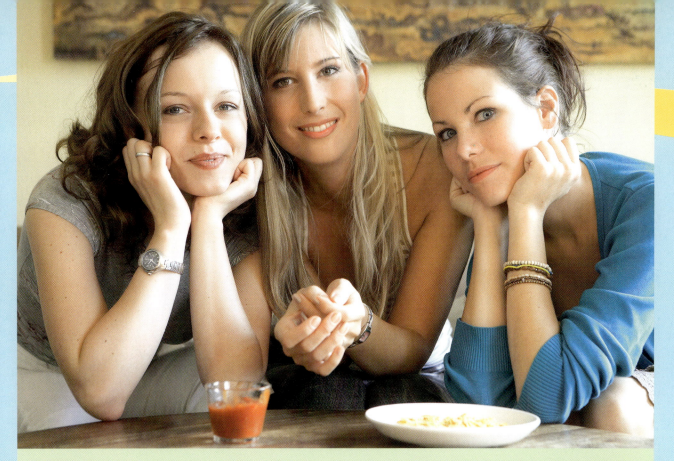

Junge Frauen essen oft ganz anders als ihre männlichen Altersgenossen.

Zeit zum Erwachsenwerden

Spätestens im Teenageralter ist das Immunsystem Ihres Kindes sehr gut entwickelt. Aber nicht ohne Grund werden die Teenagerjahre auch als „turbulente Jahre" bezeichnet, wo viele Veränderungen auf Ihr Kind zukommen. Einerseits sind es die körperlichen Veränderungen, die verarbeitet werden müssen. Dazu kommen steigender Leistungsdruck durch Prüfungen, viele Termine im Schulalltag oder auch das beginnende Berufsleben mit neuen Anforderungen an Pünktlichkeit und Tagesablauf. Stress kann sich auf das Immunsystem negativ auswirken. Vor allem reagieren manche Kinder auf Situationen mit Stress, die von Eltern gar nicht als Stress erkannt werden. Übliche Stressfaktoren sind Sorgen wegen Schularbeiten, Mobbing, immer wieder auftretende Infektionen (z. B. häufige Mandelentzündungen) oder Phasen des unglücklich Verliebtseins, und das (noch) nicht Wissen, wo der Platz im Leben sein wird. Dadurch kann Cortisol, das ist ein Stresshormon, erhöht sein und eine Schwächung des Immunsystems begünstigen. So schwierig Teenager in dieser Zeit sein können, sie benötigen vor allem Anerkennung, Liebe und emotionale Unterstützung. Eine ausgewogene Ernährung ist aber zusätzlich hilfreich für ein optimales Befinden in dieser turbulenten Zeit.

Was Mädchen und Burschen besonders brauchen

Ausgewogene Ernährung im Teenageralter bedeutet, dass die Auswahl der Lebensmittel auch die hormonellen Vorgänge im Körper unterstützt. Mit Beginn der Pubertät steigen die Sexualhormone an, Mädchen bekommen ihre erste Menstruation und der Östrogenspiegel steigt an. Damit verbunden ist ein höherer Bedarf an Eisen. Eisen ist ein wichtiger Mineralstoff, der für den Sauerstofftransport in den roten Blutkörperchen zuständig ist. Häufig ist bei jungen Frauen der Eisenstatus niedrig. Die Folge sind Müdigkeit und Anfälligkeit für Krankheiten, im Extremfall eine leichte Blutarmut (Anämie). Eisen ist vor allem in Trockenfrüchten, grünem Blattgemüse, Geflügel, Fleisch, Linsen und Eiern enthalten. Der Anstieg an Östrogen hat zusätzlich eine Auswirkung auf die Aufnahme von Magnesium und Vitamin B_6, die jetzt vermehrt zugeführt werden sollten. Wenn zu wenig Magnesium im Körper ist, dann ist die Produktion von Antikörpern beeinträchtigt, der Fettstoffwechsel ist betroffen, allergische Reaktionen und PMS (Prämenstruelles Syndrom) oder Krämpfe bei der monatlichen Blutung können auftreten. Magnesiumreiche Lebensmittel sind Nüsse, Samen, grünes Blattgemüse, Eidotter, Vollkorngetreide und Trockenfrüchte.

Burschen brauchen in der Pubertät mehr Zink, ein Stoff, der sich auch konzentriert im Sperma findet. Zink ist immunstärkend, wirkt als Antioxidans, ist wichtig für die Fortpflanzung und auch für die Haut und Wundheilung. Zinkmangel äußert sich in häufigen Erkältungen und Infektionen. Gute Quellen für Zink sind Geflügel, Wild, Meeresfrüchte, Nüsse, Samen und Vollkorngetreide.

Für alle Teenager ist eine gute Basisversorgung mit Vitaminen und Mineralstoffen wichtig, um sie bei den steigenden Anforderungen im Alltag gut zu unterstützen und die Abwehrkraft zu stärken. Ein häufiges Problem für Teenager sind auch Hautprobleme oder Akne. Vitamin E aus guten Pflanzenölen (Walnussöl, Leinöl) und vor allem die Vermeidung von zu viel Zucker kann hier helfen. Auch die B-Vitamine unterstützen Haut, Wachstum und stimulieren die Produktion der Antistresshormone Serotonin und Dopamin. B-Vitamine finden sich in Nüssen, Samen, Geflügel, Wild, Vollkorngetreide und grünem Blattgemüse.

Die meisten Teenager brauchen vor allem in der Wachstumsphase weiterhin drei Hauptmahlzeiten und zwei Zwischenmahlzeiten. Hier ist vor allem auf gesunde Zwischenmahlzeiten zu achten, die nicht nur aus Schokoriegel, Limonaden oder Junkfood bestehen. Eine ausgewogene Zwischenmahlzeit mit Eiweiß und Kohlenhydraten in Kombination mit frischem Gemüse und Obst unterstützt dabei, den Blutzuckerspiegel stabil zu halten, was die Konzentration für Schule und beginnenden Berufsalltag fördert.

Zeit zum Erwachsenwerden

Wichtig ist der weitgehende Verzicht auf Limonaden, Softdrinks und Colagetränke, da diese Phosphate, künstliche Farb- und Geschmacksstoffe, Zucker oder künstliche Süßstoffe sowie meist auch Konservierungsmittel enthalten. Phosphate sind die Ursache dafür, dass wichtige Mineralstoffe wie Kalzium, Zink und Magnesium aus dem Körper ausgeschwemmt werden und dadurch bereits in frühem Alter die Knochengesundheit geschädigt wird. Softdrinks sollten als Genussmittel betrachtet werden, die nur hin und wieder den Trinkalltag bereichern.

Ein leidiges Thema bei Teenagern ist häufig auch das Frühstück. Hier kann ein Fruchtshake oder Smoothie als Trinkfrühstück eine Alternative sein. Tagsüber können ausgewogene Mahlzeiten als Jause oder Lunchpaket vorbereitet werden, und im Idealfall gibt es eine gemeinsame Abendmahlzeit zu Hause.

Check den Snack

Ein Müsliriegel für die Schule, der Schokosnack am Nachmittag, ein Stück Pizza an der Bushaltestelle, eine Handvoll Erdnüsse beim Fernsehen – snacken Ihre Kinder auch so gern? Gesund ist das – trotz anders lautender Werbebotschaften – keinesfalls. Snacks sind bequem und überall zu haben. Doch die meisten sind unverhältnismäßig teuer und verleiten zum hastigen Essen nebenbei. Nebenbei essen bringt die Nährstoffbilanz rasch durcheinander, da es sich bei den Snacks selten um vollwertige Lebensmittel handelt. Die meisten Snacks enthalten viel zu viel Fett und Zucker. Das geht zulasten der Vitamin- und Mineralstoffbilanz. Ein weiteres Phänomen ist, dass man das Gefühl hat, so gut wie nichts gegessen zu haben, es war ja nur schnell und nebenbei. Wissenschaftler haben festgestellt, dass snacken wesentlich weniger zufrieden macht, als eine in Ruhe genossene Mahlzeit – am besten im Kreis netter Menschen. Nebenbei-Esser merken oft gar nicht, was sie essen, sie „stopfen" unbemerkt eine ganze Menge Kalorien in sich hinein. Sie müssen mehr essen, um zufrieden zu sein. Das Risiko, Übergewicht zuzulegen, steigt dabei unaufhörlich. Und am Ende des Tages, wenn vielleicht eine entspannende gemeinsame Mahlzeit auf dem Plan steht, ist im Magen kein Platz mehr für wertvolle und inhaltsreiche Speisen.

Zeit zum Erwachsenwerden

Von der Theorie zur Praxis

Macht auch Ihr Kind um scheinbar alles, was nach Vitaminen aussieht, einen großen Bogen? Wird jeder noch so kleine grüne Tupfen mit größter kindlicher Sorgfalt an den Tellerrand verbannt? Hier gilt es geduldig dranzubleiben und nicht aufzugeben. Wie können Sie anspruchsvolle Kindergaumen überzeugen? Wenn Sie Ihren Kindern von Anfang an Obst und Gemüse ganz selbstverständlich anbieten, werden sie früher oder später gern zugreifen. Gehen Sie dabei als gutes Vorbild voran, denn Tun ist wirksamer als Sagen! Werden Essen und Gesundheit zu oft thematisiert, verlieren die täglichen Mahlzeiten ihren zwanglosen und lustvollen Charakter und Konflikte sind vorprogrammiert. Mit Kreativität lassen sich auch Gemüsemuffel vom Geschmack der einen oder anderen Gemüseart überzeugen. Selbst Gemüseverweigerer finden Gefallen an gesunder Ernährung, wenn diese schmackhaft zubereitet ist und auch für Kinderaugen interessant angerichtet ist. Am besten beobachten Sie Ihr Kind und gehen auf die persönlichen Vorlieben ein.

Hier ein paar Tipps, wie Sie Ihren Sprössling für gesunde Zutaten begeistern können:

- Kinder lieben kräftige Farben. Tomaten, Karotten, Zucchini und Kürbis lassen sich zu cremigen Soßen verarbeiten, die zu Nudeln oder Reis passen, aber auch für Lasagne und Aufläufe verwendet werden können. Nutzen Sie die Vielfalt der Farben von Obst und Gemüse für rote Tomatensoße, bringen Sie Farbtupfer mit grünen Erbsen auf den Teller und verfeinern Sie Naturjoghurt mit bunten Früchten.

- Kinder lieben klare Strukturen. Die meisten Kinder bevorzugen eine Trennung der Zutaten auf dem Teller, z. B. Erbsen neben dem Reis und nicht Risi-Pisi.
- Kinder lieben Süßes. Süß schmeckende Gemüsesorten wie Karotten, Fenchel, Zuckermais, Kürbis oder auch süßlich schmeckendes Brot wie Pumpernickel werden selbst von Gemüseverächtern gern gegessen. Stärkereiche Gemüsearten wie Karotten, Pastinaken, Sellerie und Kürbis können gut zu Soßen und cremigen Suppen verarbeitet werden.
- Kinder spielen gern. Hin und wieder sollten Kinder auch mit dem Essen spielen dürfen, z. B. Erbsen zählen oder einen Turm aus Karottenstücken bauen.
- Kinder knabbern gern. Kinder haben oft überschüssige Energie, die sie durch kräftiges Reinbeißen in knackige Zutaten abreagieren wollen. Gut dafür geeignet sind Gemüsestifte mit Aufstrichen – da können sie richtig gut reinbeißen. Stellen Sie öfter mal klein geschnittenes Obst und Gemüse auf den Tisch – auch zwischendurch. Da ist schnell alles aufgegessen. So können Sie auch knurrende Kindermägen füllen, wenn das Mittagessen noch nicht fertig ist.
- Kinder basteln gern. Lassen Sie Ihre Kinder beim Zubereiten von Essen mithelfen. Animieren Sie sie zum Ausstechen mit Keksformen und Gestalten von Gemüsegesichtern, z. B. ein Clowngesicht auf einem Weckerl. Ganz nebenbei nascht Ihr Kind bestimmt das ein oder andere Obst- und Gemüsestück. Später am Tisch schmeckt das Selbstkreierte Ihrem Kind nicht nur besser, sondern macht es auch stolz.

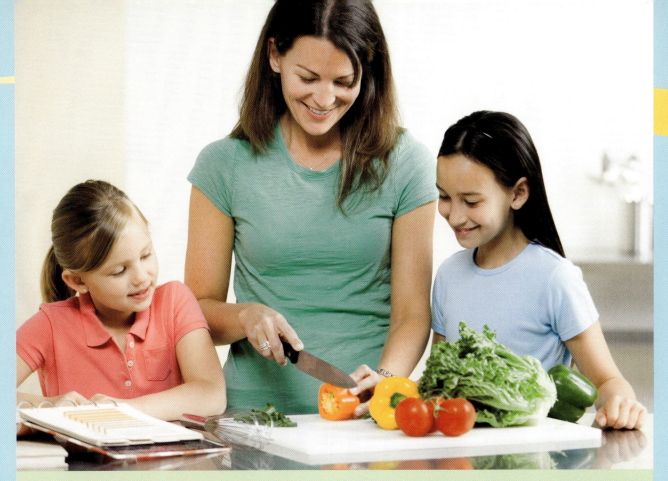

Zuschauen und Mitmachen fördert die Ernährungskompetenz.

- Kinder lieben Geschichten. Argumente für gesundes Essen können in spannende Geschichten und Abenteuer verpackt werden. Lassen Sie Karottentaler vom Grund des Erbsensees (= Erbsensuppe) bergen und Golddukaten in Form von Maiskörnern auf den Tellern horten. „Reich" ist natürlich nur der, in dessen Magen sie auch tatsächlich wandern. Und wenn Sie einmal Argumente brauchen, um Ihr Kind zum Essen von Obst und Gemüse zu überzeugen, verwenden Sie solche zur körperlichen Fitness, etwa: „Von den Karotten bekommst du Adleraugen", oder: „Von Spinat wirst du stark wie der Seemann Popeye aus dem bekannten Zeichentrickfilm".
- Kinder mögen Abwechslung. Nutzen Sie die Experimentier- und Entdeckungsfreude mit einer Vielfalt bei der Lebensmittelauswahl, wie z. B. neue Getreide wie Polenta, Buchweizen, Quinoa, Amarant oder Gemüse und Obstsorten, die normalerweise seltener verwendet werden (z. B. Süßkartoffeln, Lauch, Karfiol, Kohlsprossen, Mango, Kirschen). So kann auch die heiß geliebte Pizza mit neuen Gemüse- oder Pilzsorten verfeinert werden, oder der Pizzaboden selbst wird einmal aus Polenta statt aus Teig zubereitet.
- Das Auge isst mit, vor allem bei Kindern. Angenehme Essatmosphäre mit gedecktem Tisch, Blumen, Tischdecke kann zum Essgenuss beitragen. Wenn Gemüse- und Obststücke kreativ angerichtet sind, z. B. Gemüsestücke, die zu einem Türmchen wachsen, wo auf der Spitze eine Papierfahne steckt oder Kekse aus Figuren auf dem Teller liegen, dann schmeckt es besonders gut.

Von der Theorie zur Praxis

Vergessen Sie nicht: Essen soll Spaß machen und niemals in K(r)ampf ausarten. Die meisten Kinder haben einen natürlichen Instinkt für Nährstoffe und Kalorien. Studien zeigen, dass Kinder aus der dargebotenen Vielfalt meist das auswählen, was sie in ihrer Entwicklung optimal unterstützt. Damit das aber funktionieren kann, brauchen Kinder eine gute und gesunde Auswahl an vielen Lebensmitteln – und das hängt in den ersten Lebensjahren von den Eltern ab. Diese sind dafür zuständig, was eingekauft wird und auf den Tisch kommt. Setzen Sie auf Genussfreude und Qualität und verzichten Sie auf rationale Argumente, Verzicht und Druck. Wer genießt, isst meist bewusster und gesünder. Wer selbst kocht, kauft auch bewusster ein. Das ist wohl mit ein Grund, dass das Biosegment im Handel stetig wächst. Bioprodukte sind zwar etwas teurer, aber die biologische Landwirtschaft ist gentechnikfrei, setzt auf natürliche Bodenbewirtschaftung und sorgt für artgerechte und biologische Fütterung bei Tieren.

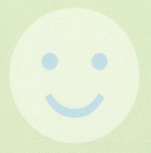

Vorbild wirkt

Die Geschmacksrichtung süß hat von Natur aus alle Kinder auf ihrer Seite. Leicht bittere oder saure Lebensmittel haben bei Junggourmets dagegen schon schlechtere Karten. Hier ist stete Überzeugungsarbeit notwendig, um unerfahrene Geschmackszellen mit neuen Sinneseindrücken vertraut zu machen. Das Essen der Kinder kann mit einfachen Methoden variantenreicher gestaltet werden. Testreihen haben gezeigt, dass Kinder, die Filme mit spinatessenden Helden gesehen hatten, sich zu Weltmeistern im Spinatessen entwickelt haben. Eltern sind – zumindest wenn die Kinder noch klein sind – Helden für ihre Kinder. Wer also von Anfang an mit gutem Gemüse knabberndem und Joghurt löffelndem Beispiel vorangeht, hat gute Karten in der Hand, dass die Kinder es ihm gleichtun. Beim Essen spielt Nachahmung eine sehr wesentliche Rolle.

Prägend für Geschmacksvorlieben ist ständiges Erfahrungstraining. Durch wiederholten Kontakt – besonders in sehr jungen Jahren – entwickelt sich eine Vertrautheit, die dazu führt, dass man „auf den Geschmack kommt". Das funktioniert bei Obst und Gemüse genauso wie bei Vollkornbrot. Das Geschmackstraining beginnt übrigens bereits im Mutterleib. Untersuchungen haben gezeigt, dass Kinder, deren Mütter während der Schwangerschaft regelmäßig Karottensaft tranken, eine ausgeprägte Vorliebe für dieses Lebensmittel zeigten.

Bei Krankheit unterstützen

Kinder werden – auch bei bester Betreuung – hin und wieder krank. Häufige Beschwerden sind Halsschmerzen, Schnupfen, Husten oder auch Ohrenentzündungen. Im Folgenden finden Sie die wichtigsten Informationen über häufige Krankheiten und Tipps zur Unterstützung des Immunsystem im Krankheitsfall.

Was tun bei Halsentzündungen?

Halsentzündungen gehören zu den bekanntesten und häufigsten Beschwerden bei Kindern. Meistens handelt es sich hierbei um einen viralen Infekt, aber auch Bakterien wie Streptokokken können die Ursache sein. Eine virale Halsinfektion ist nicht immer von Fieber begleitet und manchmal wird das Wohlbefinden des Kindes kaum beeinflusst. Bei einer bakteriellen Entzündung sind die Mandeln geschwollen, rot und mit weißen Bläschen versehen, und Ihr Kind wird sich unwohl und krank fühlen, mitunter auch bis zu 40 °C Fieber haben. Halsentzündungen können auch durch Umweltfaktoren wie Staub und Rauch verursacht werden.

Kindern mit chronischen Mandelentzündungen wurden bisher die Mandeln operativ entfernt. Mittlerweile haben Ärzte die Bedeutung der Mandeln für das Immunsystem erkannt. Mandeln enthalten wichtiges Lymphgewebe, das bei Infektionen im Hals und bei allergischen Reaktionen als Abwehr helfen kann. Mandeln sollten daher nur entfernt werden, wenn es unbedingt notwendig ist.

Ein Kind mit Halsschmerzen, egal ob bakteriell oder viral verursacht, wird meist nicht viel essen wollen, da das Schlucken wehtut. Warmes Wasser und mit Tee verdünnte Fruchtsäfte können das lymphatische System unterstützen und Unwohlsein lindern. Lebensmittel, die reich an Antioxidanzien, antibakteriellen und entzündungshemmenden Vitaminen wie A, C, E bzw. Betacarotin sind, unterstützen zusätzlich. Das sind vor allem Obst und Gemüse. Je bunter das Angebot, desto sicherer ist der Bedarf gedeckt. Bei Appetitmangel können bekömmliche Suppen, Kompotte und Fruchtmus gereicht werden. Während der akuten Phase sollten Milchprodukte vermieden werden, da diese die Schleimproduktion anregen. Schleim ist ein guter Nährboden für Bakterien. Außerdem sollte der Zuckerkonsum reduziert werden, da Zucker das Immunsystem schwächen und dadurch die Krankheit verlängern kann. Wenn sich die Halsentzündung wieder bessert, ermuntern Sie Ihr Kind dazu, Getreide, mageres Fleisch, Fisch und viel Obst und Gemüse zu essen, damit es mit den nötigen Nährstoffen gut versorgt wird. In der Genesungsphase kann Ihr Kind mit einer guten Hühnersuppe wieder zu Kräften kommen. Wenn eine Antibiotikaeinnahme unvermeidlich ist, können Sie nach der Therapie die Darmflora täglich mit der Gabe von kleinen Mengen Naturjoghurt unterstützen, damit sie wieder mit „guten" Bakterien besiedelt wird. Kinder, die an einer Milchallergie leiden oder noch immer sehr verschnupft und verschleimt sind, können alternativ Probiotika in Pulverform aus der Apotheke einnehmen.

Was tun bei Ohrenentzündungen?

Ohrenentzündungen treten häufig im Alter zwischen 6 Monaten und 3 Jahren auf. Kinder in diesem Alter sind besonders anfällig, da ein Teil des Ohrs, den man eustachische Röhre nennt und der das Ohr mit der Nase und dem Rachen verbindet, horizontaler liegt als bei älteren Kindern. Dadurch ist das Abfließen von Flüssigkeiten schwieriger und Bakterien haben im feuchten Milieu gute Wachstumsbedingungen. Bei älteren Kindern bildet die eustachische Röhre eine Kurve und erleichtert somit das Abfließen von Flüssigkeiten. Typische Symptome sind Ohrenschmerzen, Fieber und Druckgefühl im Ohr, häufig begleitet von Schnupfen oder anderen Atemwegserkrankungen. Babys greifen sich bei Krankheit oft auf das schmerzende Ohr oder zupfen daran. Bei Ohrenentzündungen sollten Sie immer einen Arzt aufsuchen, da eine unbehandelte Ohrenentzündung Verletzungen im Trommelfell auslösen kann. Normalerweise werden Ohrenentzündungen mit Antibiotika behandelt. Studien weisen aber darauf hin, dass die Verwendung von Antibiotika immer wiederkehrende Ohrenentzündungen begünstigt. Vorbeugung ist deshalb wichtig und auch die Ernährung kann einiges zur Linderung beitragen. Gestillte Babys sind für Ohrenentzündungen weniger anfällig als Flaschenkinder. Sie müssen stärker saugen und dadurch wird das Innenohr gereinigt und bleibt frei von Schleim. Muttermilch enthält außerdem schützende Substanzen. Wenn Stillen nicht möglich ist, achten Sie bitte darauf, dass Ihr Baby eher in einer aufrechten als einer liegenden Position trinken kann. Das verhindert, dass Flüssigkeit und Luft in die eustachische Röhre kommen.

Kinder, die ständig an Ohrenentzündung erkranken, sollten auf Nahrungsmittelallergien getestet werden, da darin manchmal die Ursache liegt. Die häufigsten Auslöser sind Milchprodukte und Weizen, aber auch Eier, Erdnüsse und Zitrusfrüchte können die Übeltäter sein. Während einer Ohrenentzündung ist es hilfreich, wenn für einige Zeit die Milchprodukte reduziert werden, da diese die Schleimproduktion anregen können. Alternativ sollten andere Lebensmittel, die reich an Kalzium sind, verwendet werden, etwa Getreide (Hafer, Quinoa), Nüsse, Hülsenfrüchte und grüne Gemüse. Der übermäßige Konsum von Zucker, Salz und fetten Speisen ist zu vermeiden. Liegt parallel eine Atemwegserkrankung vor, können Nasentropfen verwendet werden, um Schleimansammlungen im Ohr zu verhindern.

Was tun bei Schnupfen, Erkältung oder Husten?

An die 200 verschiedene Viren können Schnupfen verursachen und im Durchschnitt leiden Kinder 6- bis 10-mal im Jahr an Schnupfen. Wie der Körper Ihres Kindes mit Schnupfen umgeht, hängt von der Stärke des Immunsystems ab. Erkältungen treten in unseren Breiten besonders häufig in den Wintermonaten auf und werden meist von hartnäckigem Husten begleitet. Husten ist eigentlich ein unwillkürlicher Mechanismus, der helfen soll, die Atemwege des Kindes von Staub, Bakterien, Viren und anderen unerwünschten Substanzen zu befreien. Bei anhaltendem chronischem Husten sollte der Arzt hinzugezogen werden, um Bronchitis oder Lungenentzündung auszuschließen.

Wie können Sie Ihrem Kind bei Husten helfen? Da trockene Luft Husten fördert, die Räume immer wieder gut lüften und nachts ein nasses Handtuch – beträufelt mit ätherischem Lavendelöl – neben das Bett hängen. Wenn der Husten eher bellend und sehr trocken ist, dann gilt es die Atemwege des Kindes zu befeuchten, damit die Schleimlösung angeregt wird. Hilfreich sind dazu Lebensmittel wie Birne, Chinakohl, Sesam und Honig. Wenn bereits viel Schleim vorhanden ist, dann sollten weitere schleimbildende Lebensmittel wie Milch, Schlagobers, Joghurt – vor allem in Verbindung mit Zucker –, Eiscreme oder Käse, aber auch Südfrüchte vermieden werden. Schleimlösende Lebensmittel sind Knoblauch, (Frühlings-)Zwiebeln, Sellerie, Petersilie, Kresse, Rettich und Kren. Wärmende Kräuter und Gewürze wie Thymian, Salbei, Ingwer und Zimt können ebenso den Husten lindern, z. B. Thymiantee mit etwas Honig.

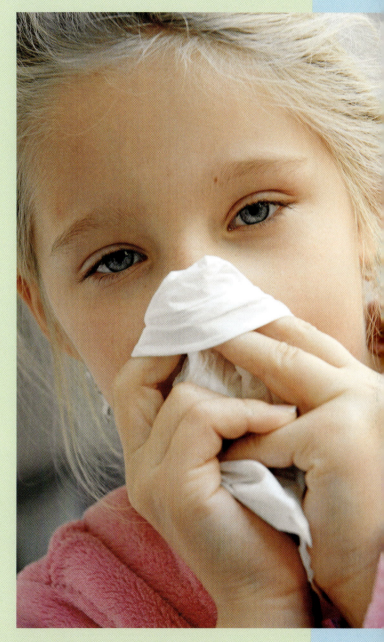

Kinder haben 6- bis 10-mal pro Jahr Schnupfen.

Bei Krankheit unterstützen

Bringen Sie Ihr Kind dazu, viel zu trinken, da dies eine verdünnende Wirkung auf den Schleim hat und der Schleim leichter abgehustet werden kann. Birnensaft mit heißem Wasser aufgespritzt wirkt wohltuend auf trockenen Kinderhals. Vitamin C-haltige Alternativen zu Zitrusfrüchten sind Apfel, Sanddorn, Hagebutte, Johannisbeere, Brokkoli, Paprika, Kiwi, Karotte, (Süß-)Kartoffel und grünes Blattgemüse. Fleisch, Geflügel, Fisch und Vollkornprodukte zeichnen sich durch ihren hohen Betacarotin- und Zinkgehalt aus.

Fieber ist ein Zeichen, dass Antikörper beschäftigt sind, die eingedrungenen Krankheitserreger zu beseitigen. Diese Abwehr ist anstrengend und kann eine erhöhte Körpertemperatur verursachen. So rasch, wie das Fieber kommt, ist es oft auch wieder vorbei. Bei steigendem Fieber, vor allem über 39 °C, sollte der Arzt konsultiert werden. Bleibt das Fieber unbehandelt, könnte ein Fieberkrampf auftreten. Bei Fieber ist es wichtig, den Körper gut mit Flüssigkeit zu versorgen. Apfelsaft und Apfelkompott können helfen und innerlich für etwas Erfrischung sorgen. Außerdem sollte das Kind eher leicht bekleidet sein, damit es keinen Hitzestau bekommt. Beachten Sie: Solange das Kind fiebert, ist es normalerweise auch automatisch ruhiger und lässt sich gut mit Büchern und Spielen im Bett oder auf der Couch halten. Sobald das Fieber gesenkt wird, ändert sich das Empfinden des Kindes schlagartig und das Herumtollen beginnt. Eine ausgewogene Ernährung mit viel Obst und Gemüse, Getreide, Nüssen, Samen, Hülsenfrüchten, magerem Fleisch und Fisch stärkt generell die Immunabwehr und beugt Erkältungen vor.

Was tun bei Ekzem oder Hautausschlag?

Als Ekzeme werden Hautentzündungen bezeichnet, die häufig trockene, fleckige, rote und juckende Stellen mit eventueller Bläschen- oder Krustenbildung aufweisen. Die bekannteste Form ist die atypische Dermatitis, die häufig bei Kindern vorkommt, wo bereits Familienmitglieder von Allergien, Asthma, Heuschnupfen, Migräne oder Ekzemen betroffen sind. Eine Sonderform ist eine durch Nickelallergie ausgelöste Dermatitis, die häufig kreisförmige, schuppenartige Läsionen an den Gelenken verursacht. Dermatitis herpetiformis ist eine sehr juckende Form, die oft kombiniert mit Darmerkrankungen auftritt. Es wird vermutet, dass Gluten und/oder Milchprodukte die Auslöser dafür sind. Seborrhoische Dermatitis greift vor allem die Kopfhaut und das Gesicht an. Hautausschläge können durch eine Vielzahl an Reizstoffen wie Hausstaubmilben, Haustiere, Seifen, Reinigungs-

Eine Erkältung ist im Anmarsch – sofort handeln!

Wenn Sie das Gefühl haben, dass Ihr Kind krank wird, dann sollten Sie am besten sofort handeln. Wenn möglich, das Kind gut einpacken oder ins Bett legen und folgendes Getränk zubereiten: Zwei Scheiben Ingwer mit einer klein geschnittenen Frühlingszwiebel mit 400 ml Wasser aufkochen und 10 Minuten köcheln lasssen. Davon eine Tasse mit etwas Honig gesüßt heiß trinken. Das bringt Ihr Kind zum Schwitzen und durch die geöffneten Poren können die Krankheitserreger entweichen. Wichtig ist, dass das Kind warm zugedeckt ist und weder Kälte noch Zugluft eindringen kann.

mittel, Schaumbäder, Shampoos, Chlor, Wolle oder synthetisches Gewebe, psychischen und physischen Stress, unverträgliches Klima, aber auch durch Nahrungsmittel ausgelöst werden. Um den Auslöser für eine Nahrungsmittelintoleranz oder -allergie zu entdecken und anschließend zu meiden, empfiehlt sich, unter Begleitung von einer Ernährungsfachkraft oder eines Kinderarztes eine Eliminationsdiät durchzuführen.

Wenn es in der Familie bereits Allergien gibt und Ihr Kind Anzeichen von Ekzemen hat, so sollte nicht vor dem 6. Lebensmonat abgestillt werden. Wird das Kind zu früh auf feste Nahrung umgestellt, steigt die Wahrscheinlichkeit, dass wegen des unentwickelten Verdauungstrakts des Babys allergische Reaktionen auftreten. Um einen eventuellen Auslöser für Hautprobleme möglichst schnell ausfindig zu machen, sollten Sie nur alle zehn Tage ein neues Nahrungsmittel in den Speiseplan des Babys aufnehmen. Vermeiden Sie Kuhmilch, Eier,

Neurodermitis

Neurodermitis ist eine entzündliche Hauterkrankung, die vor allem Kinder betrifft. Die Ursachen können vielfältig sein. Ernährung ist nicht der einzige Faktor, auch Hausstaub, Pollen oder Tierhaare können einen Ekzemschub auslösen. Die Symptome können sich allerdings durch Lebensmittelallergien verschlechtern. Körperpflegemittel oder Wolle, auch Umweltfaktoren und psychische Belastungen spielen eine Rolle. Schätzungen zufolge leidet bereits jedes zehnte Kind im Vorschulalter an Neurodermitis. Ein Drittel davon reagiert auf Lebensmittel. Bei mehr als der Hälfte der Kinder verschwindet die Neurodermitis aber in den ersten Lebensjahren.

Fisch, Nüsse, Weizen, Tomaten und Zitrusfrüchte bis zum vollendeten 1. Lebensjahr, anderes glutenhaltiges Getreide wie Dinkel, Gerste und Steinobst (Marille, Pfirsich, Zwetschke) bis zum vollendeten 8. Lebensmonat. Damit die essenziellen Fettsäuren nicht zu kurz kommen, ergänzen Sie ab dem 6. Lebensmonat die Mahlzeiten mit täglich 1 TL Lein-, Maiskeim- oder Distelöl.

Was tun bei Erbrechen und Durchfall?

Erbrechen und Durchfall sind bei Babys und Kindern ernst zu nehmen. Es besteht die Gefahr der Dehydration durch den schnellen Flüssigkeitsverlust. Jedes Kind, egal welchen Alters, muss mit viel Flüssigkeit versorgt werden. Die charakteristischen Symptome von Durchfall sind häufige, wässrige Stühle. Der Körper des Kindes versucht unerwünschte Substanzen oder Mikroben aus dem Körper zu eliminieren, oft begleitet von Erbrechen. Erbricht Ihr Kind häufig, verabreichen Sie ihm ein Rehydrationsgetränk aus der Apotheke. Achten Sie darauf, dass Ihr Kind langsam und mit kleinen Schlucken trinkt, da auch die Flüssigkeit allein zu erneutem Erbrechen führen kann. Wenn Ihrem Kind übel ist oder es Durchfall hat, so sollte jegliches Essen für 24 Stunden vermieden werden. Vor allem sollten keine Milchprodukte verzehrt werden. Gestillten Babys tut auch in diesem Fall Muttermilch sehr gut, da diese ausreichend Antikörper enthält. Bei Flaschenkindern kann man kurzfristig auf Reismilch umschwenken. Sobald sich das Erbrechen und der Durchfall verbessert haben, kann wieder gegessen werden, idealerweise gekochte, bekömmliche Ernährung, die den Verdauungstrakt des Kindes beruhigt und ihm hilft,

Bei Krankheit unterstützen

wieder zu Kräften zu kommen. Reis und Äpfel sind traditionelle Heilmittel. Geriebener Apfel, durch Stehenlassen etwas angebräunt, beruhigt den Magen. Auch Kompotte und Suppen sind ein guter Weg, den kindlichen Körper wieder gut mit Nährstoffen zu versorgen. Trockene Nahrungmittel wie Reiswaffeln und Salzstangen helfen nach einem Durchfall, weil die Schleimhäute nicht irritiert werden. Bananen sind ebenfalls eine gute Wahl, da sie stopfend wirken und helfen, das während der Krankheit verlorene Kalium wieder einzubringen. Ein Tee aus Fenchel, Kümmel, Anis und Pfefferminze beruhigt Magen und Darm und wärmt den Bauch. Bei Erbrechen oder Durchfall, welche länger als drei Tage anhalten, sollte unbedingt ein Arzt hinzugezogen werden.

Was tun bei chronischer Müdigkeit?

Wie genau das chronische Müdigkeitssyndrom (CFS – Chronic fatigue syndrome) entsteht, ist unklar und wird kontrovers diskutiert. Es tritt häufig ab dem Teenageralter auf – vor allem bei Mädchen bzw. jungen Frauen –, und es mehren sich die Hinweise, dass Kinder mit Allergien stärker betroffen sind. CFS wird auf eine virale Infektion zurückgeführt, von dem sich die Betroffenen nie wirklich erholen. Verantwortlich dafür kann ein Herpes- oder Grippevirus oder auch der Epstein-Barr-Virus (Pfeiffer'-sches Drüsenfieber) sein. Ein gesundes Immunsystem hält die Viren in Schach; ist das Immunsystem aber beeinträchtigt, so kann das Virus wieder aktiviert werden.

Die Symptome von CFS sind vielfältig; die wichtigsten sind:

- Müdigkeit – entweder sporadisch oder anhaltend über mehr als 6 Monate, verschlimmert sich durch Bewegung
- Geistige Beeinträchtigung, Konzentrationsmangel und Beeinträchtigung des Kurzzeitgedächtnisses
- Verminderte Immunfunktion in Kombination mit reduzierten weißen Blutkörperchen
- Muskel- und Gelenkschmerzen
- Schlafstörungen
- Reizdarmsyndrom

Die beste Maßnahme gegen CFS ist, das Immunsystem zu unterstützen. Zuerst sollten alle Lebensmittel gestrichen werden, die für den Körper eine zusätzliche Belastung darstellen: Verarbeitete Fertigprodukte und -snacks, mit chemischen Zusatzstoffen und Konservierungsmitteln – das alles schwächt das Immunsystem. Ebenso vermieden werden sollten Lebensmittel mit zu viel Zucker, Farbstoffen und künstlichen Süßstoffen. Eine gute Ernährung für Kinder mit CFS beinhaltet viel Obst, Gemüse, Getreide, mageres Fleisch und Fisch. Statt große, schwer verdauliche Mahlzeiten zuzubereiten, versuchen Sie es besser mit Suppen, Smoothies, Säften und Brühen, die leicht verdaulich sind und viele wichtige Nährstoffe liefern. Betacarotin ist ein wichtiger Nährstoff, der die Produktion der weißen Blutkörperchen stimuliert und so die Aktivität der Interferone fördert. Interferone sind vom Körper produzierte antivirale Proteine, die dabei helfen, die Ausbreitung der

Krankheit zu verhindern. Nahrungsmittel, die reich an Betacarotin sind, sind vor allem rotes und orangefarbenes Obst und Gemüse wie Karotten, Marillen, Mangos, Papayas, Tomaten, Paprika, Süßkartoffeln und Kürbis. Der Shiitakepilz wird gern in der Traditionellen Chinesischen Medizin zur Stärkung verwendet. Er beinhaltet Lentinan, einen Stoff, der die Interferonproduktion fördert und die Virenvermehrung verhindert.

CFS-Patienten haben häufig auch einen niedrigen Magnesiumspiegel, was eine Muskelerschöpfung begünstigt. Eintöpfe und Gemüsesuppen mit viel grünem Blattgemüse und Getreide helfen das Gleichgewicht wiederherzustellen.

Was tun bei Heuschnupfen?

Heuschnupfen ist eine saisonal auftretende Allergie, die meist erst bei Kindern ab 6 Jahren auftritt. Auslöser dafür sind Pollen von Bäumen und Gräsern im Frühling und Sommer. Heuschnupfen kommt oft in Familien vor, die auch an anderen Allergien oder Ekzemen und Asthma leiden. Die Symptome von Heuschnupfen entstehen durch eine Immunantwort auf die Pollen. Dadurch entzünden sich die Schleimhäute in der Nasenhöhle. Kommen Pollen mit der Schleimhaut in Berührung, so geht das Immunsystem in Abwehrhaltung und produziert Antikörper. Eine starke Immunreaktion produziert Histamine und andere entzündungsfördernde Substanzen. Symptome wie Niesen, juckende und tränende Augen, rinnende Nase, juckender und entzündeter Hals, geschwollene Augen und Hautirritationen treten auf. Betroffene sind außerdem oft müde, gereizt und tun sich schwer bei Konzentration und Aufmerksamkeit. Wenn Ihr Kind an Heuschnupfen leidet, so ist es ratsam, während dieser Zeit auf Milchprodukte zu verzichten bzw. diese stark zu reduzieren. Statt Milch, Joghurt, Käse und Eiscreme sollten Sie auf andere kalzium- und eiweißreiche Lebensmittel setzen. Gute Quellen sind Mandeln, grüne Gemüse, Sesam, Hülsenfrüchte und Fenchel. Ein anderes Lebensmittel, das Heuschnupfen verstärkt, ist Weizen. Auch wenn die Studienergebnisse noch nicht eindeutig sind, mehren sich die Hinweise, dass Personen, die an Heuschnupfen leiden, eine Überempfindlichkeit gegenüber Weizenprotein – ein Protein, das auch in anderen Gräsern vorkommt – haben. Eine andere These besagt, dass durch die intensive landwirtschaftliche Produktion heutiger Weizen mehr Gluten enthält. Gluten kann die Darmschleimhaut reizen und die Schleimproduktion stimulieren.

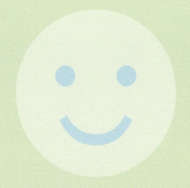

Bei Krankheit unterstützen

Sie können ganz einfach herausfinden, ob Ihr Kind durch Weizen beeinträchtigt ist. Eliminieren Sie sämtliche Weizenprodukte für 3 bis 4 Wochen aus der Ernährung. Alternativ können Sie vermehrt Reiswaffeln, Hafer und Haferflocken, Reis, Polenta, Hirse, Quinoa und Buchweizen verwenden.

Ein Flavonoid, Quercetin, ist für seine histaminsenkende Wirkung bekannt. Quercetin findet man vor allem in Buchweizen, Zwiebeln, Äpfeln, Tomaten, Kartoffeln, Weintrauben und der Saubohne. Es unterstützt außerdem die Aufnahme von Vitamin C, das ebenso eine histaminsenkende Wirkung hat. Kalzium und Magnesium sind hervorragende antiallergische Mineralstoffe, die eine beruhigende Wirkung auf das Nervensystem haben. Sie kommen vor allem in Nüssen, Samen und grünem Blattgemüse vor.

Die wichtigsten Lebensmittel zur Immunstärkung

In der folgenden Tabelle finden Sie eine Übersicht über die wichtigsten Lebensmittel und deren Inhaltsstoffe, die abwechselnd möglichst mehrmals täglich in die Alltagsernährung eingebaut werden sollten.

Immunstärkende Lebensmittel und deren Inhaltsstoffe

Lebensmittel	Inhaltsstoffe
Fleisch, Fisch, Ei, Milchprodukte	
Ei	Vitamin A, B_{12} und D, Eisen
Garnele	Vitamin B_{12}, Selen
Huhn, Pute	B-Vitamine, Eisen, Zink
Joghurt	Vitamin B_2, B_{12}, Kalzium, Kalium
Kabeljau	Vitamin B_{12}, Kalium, Selen
Lachs	Vitamin A, B_{12} und D, Selen, Omega-3-FS
Makrele	B-Vitamine, Vitamin D, Selen, Omega-3-FS
Thunfisch	Niacin, B_{12} und D, Selen, Omega-3-Fettsäuren
Gemüse	
Avocado	Betacarotin, Vitamin C und E, Magnesium, Kalium, einfach ungesättigte Fettsäuren
Erbse	Folsäure, Vitamin B_1 und C
(Frühlings-)Zwiebel	Vitamin B_1, Vitamin B_2, Schwefelverbindungen
Grünkohl	Betacarotin, Folsäure, Niacin, Vitamin C und K, Eisen
Karfiol	Folsäure, Niacin, Vitamin C
Karotte	Betacarotin, Ballaststoffe
Kartoffel	Vitamin B_6 und C, Kalium, Ballaststoffe
Kresse	Betacarotin, Vitamin C und E, Kalzium, Eisen
Kürbis	Betacarotin, Vitamin E
Mais	Betacarotin, Folsäure, Niacin
Pastinake	Folsäure, Vitamin C und E, Ballaststoffe
Rote Rübe	Betacarotin, Folsäure, Vitamin C, Kalzium, Eisen, Kalium

Lebensmittel	Inhaltsstoffe	Lebensmittel	Inhaltsstoffe
Rotkraut, Weißkraut	Betacarotin, Folsäure, Niacin, Vitamin C, E und K	Kürbiskerne	Folsäure, Vitamin E, Folsäure, Magnesium, Zink
Spinat	Betacarotin, Folsäure, Vitamin C, Eisen, Kalium	Mandel	B-Vitamine, Vitamin E, Kalzium, Magnesium
Tomate	Betacarotin, Vitamin C und E	Pinienkerne	Vitamin E, Eisen, Magnesium, Kalium, Zink
Obst		Sesamsamen	Vitamin E, Niacin, Calcium, Magnesium, Zink, Ballaststoffe
Apfel	Vitamin C, Ballaststoffe		
Banane	Magnesium, Kalium		
Birne	Vitamin C, Kalium, Ballaststoffe	Sonnenblumen-kerne	B-Vitamine, Vitamin E, Eisen, Magnesium, Mangan, essenzielle Fettsäuren
Brombeere	Folsäure, Vitamin C		
Dattel	B-Vitamine, Eisen, Magnesium, Kalium	Walnuss	Vitamin E, Kalium, Selen, Omega-3-Fettsäure
Erdbeere	Vitamin C	**Getreide**	
Getrocknete Marillen	Eisen, Kalium	Amarant	Kalzium, Magnesium, Lysine
		Buchweizen	Vitamin A, Kalzium, Selen
Heidelbeere	Vitamin C	Hafer	B-Vitamine, Vitamin E, Kalzium, Eisen, Magnesium, Mangan, Kalium, Zink, Ballaststoffe
Kirsche	Vitamin C, Kalium		
Kiwi	Vitamin C, Kalium		
Mango	Betacarotin, Vitamin C, Ballaststoffe		
Marille	Betacarotin	Hirse	Eisen
Nektarine	Vitamin C	Quinoa	B-Vitamine, Vitamin E, Kalzium, Eisen
Orange	Betacarotin, Folsäure, Vitamin C, Ballaststoffe	Vollkorngetreide	B-Vitamine, Vitamin E, Eisen, Ballaststoffe
Preiselbeere	Vitamin C	**Hülsenfrüchte**	
Rosinen	Eisen, Kalium	Grüne und braune Linsen	Folsäure, Eisen, Selen, Zink, Ballaststoffe
Rote und weiße Weintrauben	Kalium	Kichererbsen	Folsäure, Vitamin E, Eisen, Mangan
Schwarze Johannisbeere	Vitamin C, Kalium	Rote Linsen	Betacarotin, Folsäure, Eisen, Zink, Ballaststoffe
Nüsse, Ölsaaten			
Cashewnuss	B-Vitamine, Folsäure, Eisen, Magnesium, Selen, Zink	Sojabohne	Vitamin E, Kalzium, Eisen, Magnesium, Zink

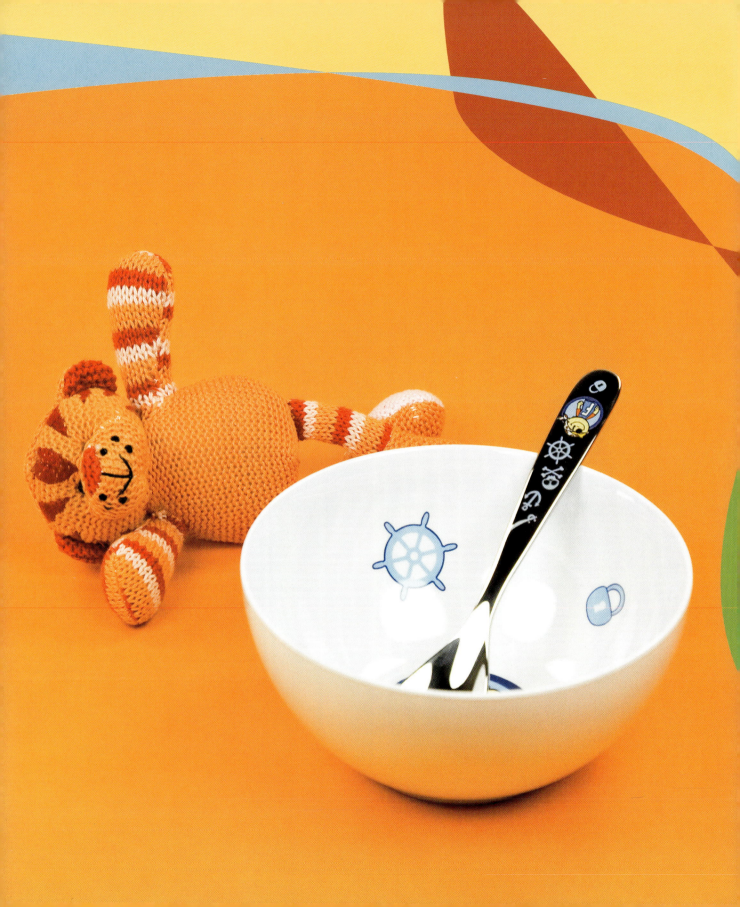

Rezepte für den
Start in den Tag

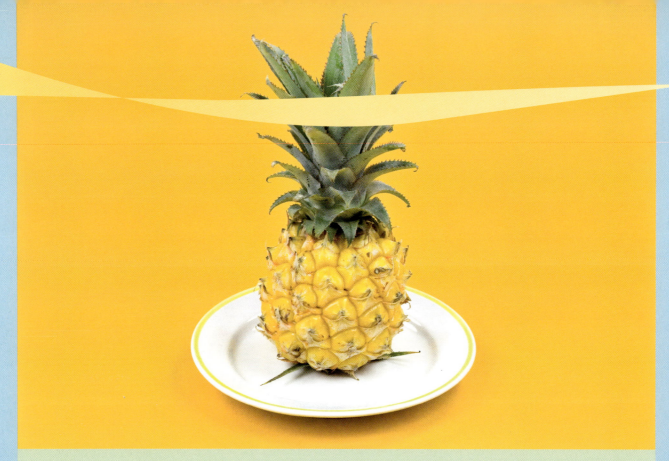

Obst: ein wichtiger Bestandteil am Frühstückstisch

Frühstück – ein starker Start in den Tag

Ein gesundes und vielseitiges Frühstück ist der beste Start in den Tag. Während der Nacht erholt sich der Körper Ihres Kindes, kaputte Zellen werden repariert und neue gebildet. Obwohl der Stoffwechsel nachts auf Sparflamme arbeitet, sind die kleinen Speicher für Kohlenhydrate bei Kindern am Morgen erschöpft. So fehlen die Reserven für neue Abenteuer, anstrengende Schultage oder auch für den ersten Job bei Teenagern. Das Frühstück ist dazu da, die leeren Speicher aufzufüllen und Kraft für den Tag zu geben. Das garantiert gute Konzentration und Merkfähigkeit in der Schule und außerdem werden Heißhungerattacken und Süßgelüste im Laufe des Tages verhindert.

Gemeinsam frühstücken fördert auch die Beziehung und das Gespräch. Manche Kinder kommen auch besser aus dem Bett, wenn ein leckeres, abwechslungsreiches Frühstück auf sie wartet. Ein Frühstück in angenehmer Atmosphäre, vielleicht mit einer Kerze oder ruhiger Musik, bereitet gut auf die Herausforderungen des Tages vor. Nutzen Sie die gemeinsame Zeit und gönnen Sie sich einen entspannten Start in den Tag.

Und ohne Ihnen ein schlechtes Gewissen machen zu wollen: Kinder lernen von ihrer Umgebung und übernehmen die Gewohnheiten der Eltern. Deshalb ist es besonders für die Frühstücksgewohnheiten wichtig, Ihren Kindern ein Vorbild zu sein. Nur wenn Sie sich selbst morgens etwas Zeit nehmen und frühstücken, wird auch Ihr Kind gern etwas essen.

Für den Start in den Tag

Kindgerechtes Frühstück

Kinder füllen ihre leeren Energiespeicher am Morgen am besten mit Kohlenhydraten. Kohlenhydrate spenden Energie, sind Kraftstoff für das Gehirn, helfen beim Denken und fördern die Konzentration. Gute Quellen sind Brot und Getreide, Früchte oder Fruchtsaft. In der gesunden Ernährung von Kindern sollte der Anteil von Kohlenhydraten mit 55 bis 60 Prozent alle anderen Nährstoffe überflügeln. (Vollkorn-)Getreide liefern auch wichtige B-Vitamine wie z. B. auch das Vitamin B_1 (Thiamin). Bei nicht ausgewogener Ernährung oder zu viel Weißmehlprodukten kann es zu einer unzureichenden Thiaminversorgung kommen. Leichte Mängel sind bei Schulkindern sehr häufig und führen zum Auftreten von Müdigkeit, Appetitlosigkeit und Verdauungsstörungen. Bitte beachten Sie, dass rohes Getreide oder Müsliflocken für Kleinkinder schwer verdaulich sind. Besser vertragen werden Getreidezubereitungen mit gekochtem Getreide wie Haferflocken, Polenta, Buchweizen, Hirse, Dinkelgrieß etc.

Ein weiterer wichtiger Baustein für das Frühstück ist Eiweiß. Es sorgt für eine gute Sättigung, fördert die Konzentration und ist wichtig für den Muskel- und Zellaufbau. Gute Quellen am Morgen können Eier, Milchprodukte, Nüsse oder Samen sein. Abgerundet wird der vielfältige Frühstückstisch mit Gemüse und Obst. Sie liefern wichtige Vitamine und Mineralstoffe und helfen das Ziel, „fünf Mal am Tag" Obst und Gemüse zu essen, schon morgens anzustreben.

Wichtig: Trinken nicht vergessen! Vor lauter Abenteuerlust oder anstrengender Lernarbeit in der Schule vergessen Kinder häufig die Flüssigkeitszufuhr. Dadurch kann ein leichter Wassermangel (Dehydration) auftreten.

Ein Wassermangel von nur zwei Prozent des Körpergewichts senkt bereits das Leistungsvermögen und kann die Konzentrationsfähigkeit mindern.

Die oben angeführten Zutaten sorgen für ein ausgewogenes Frühstück. Leider stellen moderne Frühstücksgewohnheiten mit Nougatcreme, Brötchen, Croissants, Cornflakes etc. das Gegenteil von einem ausgewogenen Frühstück dar. Solch ein Frühstück ist reich an Kalorien (durch Fett und Zucker), aber arm an Nährstoffen. Es gibt viele Alternativen dazu. Seien Sie beim Frühstück experimentierfreudig und probieren Sie einmal ungewöhnliche Frühstücksvarianten wie Gemüsesuppen oder Getreide mit Nüssen und Obst. Anregungen dazu finden Sie bei den Rezepten auf den nächsten Seiten.

Was tun mit Frühstücksmuffeln?

Immer wieder kann es vorkommen, dass Kinder morgens nichts essen wollen. Trotz Streicheleinheiten und guten Zuredens – nichts hilft und Ihr Kind bringt keinen Bissen runter. Hier einen Kampf zu beginnen und dem Kind unter ständiger Aufforderung ein paar Bissen aufzunötigen bringt nicht wirklich etwas. Und so ein morgendlicher Kampf fördert nicht gerade die Stimmung. Auch wenn es schwerfällt, akzeptieren Sie die Laune Ihres Sprösslings. Vielleicht mag Ihr Kind zumindest etwas trinken, vielleicht ein Mischgetränk mit Milch und Obst. Auch ein Apfelmus oder Kompott kann zumindest für die ersten Stunden etwas Energie geben. Sorgen Sie aber dafür, dass die Jausenbox gut gefüllt ist und Ihr Kind dann beim zweiten Frühstück ordentlich zugreifen kann.

Für den Start in den Tag

Bananen-Sesam-Porridge

2–3 Portionen

100 g Haferflocken, kleinblättrige
500 ml Milch
2 TL Tahin (Sesammus)
2 TL Ahornsirup oder Honig
1 Banane
1 Prise Zimt

Milch in einem kleinen Topf aufkochen.

Haferflocken mit dem Schneebesen einrühren und bei mittlerer Hitze unter Rühren weiterköcheln, bis das Porridge eine dickflüssige Konsistenz aufweist. Mit Sesammus und Ahornsirup abschmecken.

Porridge in zwei Schüsseln anrichten. Die Banane in dünne Scheiben schneiden und auf dem Porridge verteilen.

Mit etwas Zimt bestreuen und servieren.

Tahin

Tahin ist ein Mus aus gemahlenen, gerösteten oder ungerösteten Sesamkernen mit leicht bitter-nussigem Geschmack. Tahin ist – so wie Sesam – ein guter Lieferant für Kalzium!

Ab 1 Jahr

Glutenfrei

Für den Start in den Tag

Nusskuchen

1 Kuchen mit 10–12 Stück

3 Eier
1 Becher (250 ml) Sauerrahm
1/2 Becher (150 g) Apfelmus
1/2 Becher (80 g) Rohrzucker
1 Becher (130 g) Dinkelmehl
1 TL Backpulver
1 Becher (100 g) geriebene
Haselnüsse
1 Becher (100 g) geriebene
Walnüsse
etwas Butter und Mehl für
die Kuchenform

Den Backofen auf 180 °C vorheizen. Eine Kastenform mit etwas Butter ausfetten, anschließend mit Mehl bestäuben.

Eier, Sauerrahm, Apfelmus, Rohrzucker, Mehl, Backpulver, geriebene Hasel- und Walnüsse in einer Schüssel gut mit dem Mixer verrühren.

Die fertige Masse in die Kuchenform füllen und im vorgeheizten Backofen für 45 bis 50 Minuten backen.

Nüsse

Nüsse sind eine wertvolle Quelle für pflanzliches Eiweiß. Sie enthalten Aminosäuren, die vor allem das Gedächtnis und die Konzentration unterstützen. Zusätzlich sorgen B-Vitamine für gute Laune und Omega-3-Fettsäuren sind wichtig für das kindliche Nervensystem.

Ab 1 Jahr ☺

Für den Start in den Tag

Bananen-Walnuss-Brot

1 Kuchen mit 10–12 Stück

2 Eier
4 reife, weiche Bananen
Saft einer Zitrone
1 TL Zimtpulver
1/4 TL Nelkenpulver
100 ml Sonnenblumenöl
120 g Buchweizenmehl
100 g grob gehackte Walnüsse
etwas Öl und Mehl für
die Kuchenform

Den Backofen auf 180 °C vorheizen. Eine Kastenform mit etwas Öl ausstreichen, anschließend mit Mehl bestäuben.

In einer Schüssel die Eier mit dem Mixer schaumig rühren. Bananen in einem Suppenteller mit der Gabel zu Mus zerdrücken. Bananenmus mit Zitronensaft, Zimtpulver, Nelkenpulver und Öl zu den Eiern geben, alles gut durchrühren. Zum Schluss das Mehl dazugeben und alles zu einem glatten Teig verrühren.

Walnüsse unterheben und den Teig gleichmäßig in die Kastenform verteilen. 40 bis 45 Minuten backen.

Bananen

Auch wenn grundsätzlich heimisches saisonales Obst bevorzugt werden sollte, Bananen sind bei Kindern sehr beliebt und haben vieles zu bieten. Sie enthalten einen ausgewogenen Mix aus Mineralstoffen wie Eisen, Fluor, Kalium, Kupfer und Magnesium und die Vitamine C, E, Folsäure und Betacarotin.

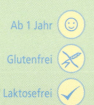

Ab 1 Jahr
Glutenfrei
Laktosefrei

Für den Start in den Tag

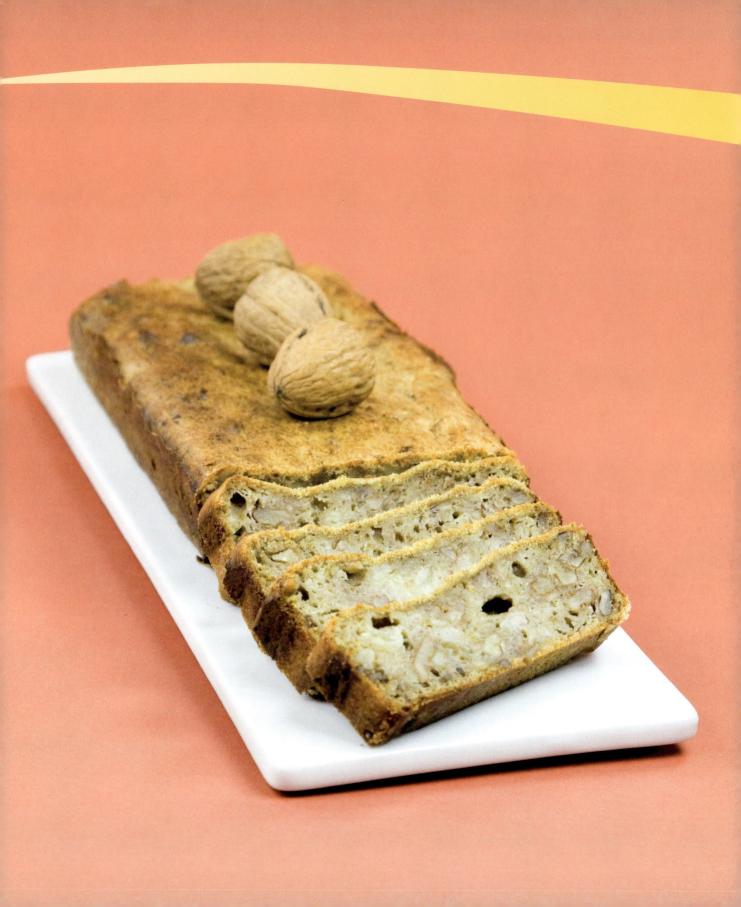

Haferflocken-Heidelbeer-Auflauf

2–3 Portionen

2 Äpfel
150 g Heidelbeeren
100 g Haferflocken
50 g weiche Butter

Den Backofen auf 180 °C vorheizen. Äpfel schälen, vierteln, entkernen und in dünne Scheiben schneiden. Apfelstücke und Heidelbeeren in eine Auflaufform geben und gleichmäßig vermischen.

Die Haferflocken mit der Butter mit den Fingern vermischen und wie Streusel über dem Obst verteilen.

Den Auflauf im Backofen 25 bis 30 Minuten backen. Am besten noch heiß servieren und bei Bedarf mit Honig süßen.

Haferflocken

Haferflocken sollten aufgrund ihrer wertvollen Inhaltsstoffe möglichst oft auf dem Speiseplan stehen. Sie liefern am Morgen Energie, machen wach, steigern das Durchhaltevermögen und machen fit für die Abenteuer des Tages. Durch den etwas höheren Fett- und Eiweißanteil – im Vergleich zu anderen Getreiden – sorgen Haferflocken dafür, dass der Blutzuckerspiegel kontinuierlich Nachschub hat. Das sorgt für lange Sättigung und gute Konzentration in der Schule. Hafer enthält zusätzliche wichtige Mineralstoffe wie Magnesium, Kalium und Kalzium.

Ab 1 Jahr

Glutenfrei

Für den Start in den Tag

Dinkel-Maroni-Creme mit Himbeeren

2–3 Portionen

90 g Dinkelgrieß
500 ml Wasser
2 EL Schlagobers
60 g Kastanienreis
2 EL Ahornsirup oder Honig
100 g Himbeeren
1 EL Rohrzucker
Zitronenmelisse zum Garnieren

Wasser in einem Topf aufkochen. Dinkelgrieß mit dem Schneebesen einrühren, kurz aufkochen lassen und dann auf kleinster Flamme 2 bis 3 Minuten köcheln lassen.

Grießbrei vom Herd nehmen. Schlagobers und Kastanienreis einrühren, mit Ahornsirup oder Honig süßen und noch etwas ziehen lassen.

In der Zwischenzeit die Himbeeren mit 1 EL Wasser und Rohrzucker in einem weiteren Topf kurz dünsten.

Dinkel-Maroni-Creme in Schüsseln anrichten. Himbeeren darauf verteilen und mit Zitronenmelisse garniert servieren.

Küchentipp

Kastanienreis gibt es in tiefgekühlter Form. Er ist ohne Zuckerzusatz und erspart viel Zubereitungszeit! Alternativ kann auch Maronipüree aus dem Glas oder der Dose verwendet werden.

Ab 1 Jahr

Für den Start in den Tag

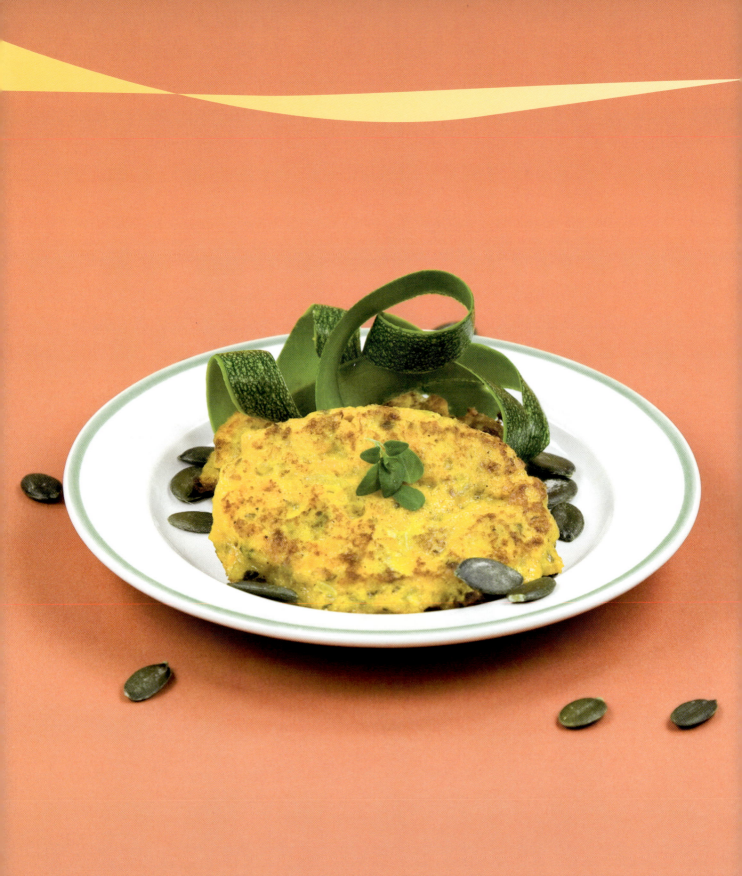

Kürbistaler

8–10 Stück

200 g Kürbisfleisch
1 Zwiebel
1 EL Rapsöl
30 g Käse
1 Ei
30 g Dinkelmehl
Pfeffer aus der Mühle
1 Prise Salz
1/2 TL Majoran
Rapsöl zum Braten

Kürbisfleisch grob raspeln. Zwiebel schälen und fein hacken. Rapsöl in einer Pfanne erhitzen. Zwiebel und Kürbis kurz andünsten. Gemüse in einer Schüssel überkühlen lassen.

Käse reiben und mit Ei, Dinkelmehl, Pfeffer, Salz und Majoran zum Gemüse geben. Alles gut durchrühren.

Pfanne nochmals mit etwas Öl erhitzen und mit einem Esslöffel kleine Häufchen in die Pfanne geben, leicht andrücken. Auf jeder Seite 3 bis 4 Minuten knusprig braten.

Auf Küchenpapier abtropfen bzw. auskühlen lassen.

Küchentipp

Die Kürbistaler schmecken sowohl heiß als auch kalt sehr gut. Mit etwas Vogerlsalat oder Gemüsepüree servieren.

Ab 1 Jahr
Laktosefrei

Für den Start in den Tag

Gemüsepüree

2 Portionen

100 g Kürbisfleisch oder
100 g Karotten oder
100 g Brokkoli oder
50 g Kartoffeln und
50 g Karotten oder
50 g Karotten und 50 g Fenchel
1/2 TL Weizenkeimöl oder Rapsöl

Damit im Gemüse die Vitalstoffe (Vitamine, Mineralstoffe) und auch der Eigengeschmack gut erhalten bleiben, wird es am besten im Dampfgarer zubereitet. Dazu Gemüse in kleine Würfel schneiden und im Dampfgarer 8 bis 12 Minuten weich dünsten.

Das gegarte Gemüse dann in einer Schüssel mit der Gabel zu einem Püree zerdrücken und mit Öl vermischen. Bei Bedarf 1 bis 2 EL heißes Wasser zufügen, bis eine cremige Konsistenz entsteht.

Alternativ können Sie in einem Topf 3 bis 4 EL Wasser erhitzen und die Gemüsewürfel darin garen. Dann ebenso mit der Gabel zerdrücken und mit Öl verrühren.

Info
Gemüsepürees als erste Beikost für Ihr Baby sind kostengünstig und rasch zubereitet. Idealerweise wird Biogemüse verwendet, um eine Schadstoffbelastung mit Umweltgiften und Pestiziden zu vermeiden.

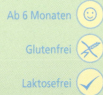

Ab 6 Monaten
Glutenfrei
Laktosefrei

Für den Start in den Tag

Reissuppe mit Obst oder Gemüse

8–10 Portionen

1 Tasse Vollkorn- oder Naturreis
10 Tassen Wasser
1 Scheibe Ingwerwurzel
3 Kardamomkapseln
1 Zimtstange

Reis mit Wasser, Ingwerscheibe, Kardamomkapseln und Zimt in einem hohen Topf aufkochen. Dann auf die kleinste Stufe zurückdrehen, mit fest verschließbarem Deckel zudecken und 2 bis 3 Stunden lang weich kochen. Es entsteht ein dickflüssiger Reisbrei. Das fertige Reis-Congee können Sie portionsweise mit unterschiedlichen Zutaten verfeinern. Geeignet sind zum Beispiel:

- Kompott oder Fruchtmus aus Äpfeln, Birnen, Marillen, Pfirsichen, Zwetschken, Weintrauben
- klein geschnittenes Obst oder frische Beeren
- gedünstetes Gemüse (z. B. Karotten, Fenchel, Kohlrabi, Chicorée, Spinat, Mangold, Zucchini, Spargel)
- Kräuter (z. B. Petersilie, Schnittlauch, Basilikum, Thymian, Rosmarin) und Gewürze (Zimt, Vanille, Nelken)
- Nüsse und Samen
- hochwertige Öle (Leinöl, Weizenkeimöl, Kürbiskernöl, Olivenöl) oder Butter
- Honig, Ahornsirup, Dicksaft oder Zucker

Küchentipp

Für Babys unter 1 Jahr kann der Reisbrei ebenfalls verwendet werden. Allerdings sollte er vorher durch ein Tuch oder feines Sieb gepresst werden, um die unverdaulichen Ballaststoffe zu entfernen. Die Reissuppe ist im Kühlschrank 2 bis 3 Tage haltbar.

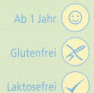

Ab 1 Jahr
Glutenfrei
Laktosefrei

Für den Start in den Tag

Rühreitoast

2 Portionen

2–3 Eier
2 EL gehackte Petersilie
Pfeffer aus der Mühle
1 Prise Salz
1 EL Olivenöl
2 Scheiben Vollkornbrot
oder Toastbrot
2 EL Kürbiskerne

Eier in einer Schüssel mit einer Gabel gut verrühren. Gehackte Petersilie, Pfeffer und Salz unterrühren.

Eine Pfanne erhitzen und das Brot darin toasten. Alternativ kann das Brot auch mit einem Toaster zubereitet werden.

Dann Olivenöl in der Pfanne erhitzen, Eier eingießen und zu einem Rührei nach gewünschter Konsistenz braten.

Toast auf zwei Teller legen und das Rührei darauf mit Kürbiskernen bestreut anrichten. Mit Gemüse oder Salat garniert servieren.

Eier

Eier sind rasch zubereitet und eine sehr sättigende Zutat für Kinder. Außerdem enthalten Eier viel Vitamin A, das vor Infektionen schützt und das Immunsystem stärkt. Ebenso ist Eisen in Eiern enthalten. Zur besseren Verfügbarkeit sollten Eier mit Vitamin-C-haltigen Zutaten, wie Petersilie, kombiniert werden.

Ab 1 Jahr
Laktosefrei

Für den Start in den Tag

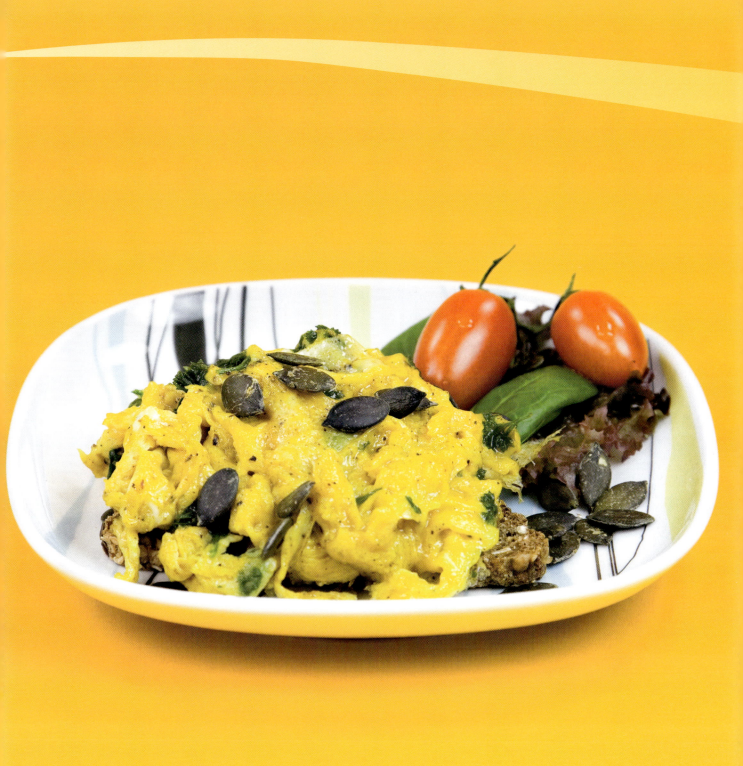

Mini-Pancakes mit Apfelmus

15 Stück

1 Tasse (170 g) Buchweizenmehl
1/2 EL Rohrzucker
1 Ei
200 ml Reismilch
1 TL Zitronensaft
1/2 TL geriebene Zitronenschale
1 Prise Zimtpulver
200 g Apfelmus
Sonnenblumenöl zum Braten

Ei trennen und Eiklar zu Schnee aufschlagen. Dann Buchweizenmehl, Rohrzucker, Eidotter, Reismilch, Zitronensaft und geriebene Zitronenschale in einer Schüssel gut verrühren. Den Eischnee vorsichtig unter die Masse heben.

Eine antihaftbeschichtete Pfanne mit etwas Öl erhitzen und löffelweise aus dem Teig Mini-Pancakes backen. Sobald der Teig Bläschen wirft, wenden und auch auf der anderen Seite goldbraun braten.

Die Pancakes mit Apfelmus servieren.

Küchentipp

Bereiten Sie die Mischung ohne Eischnee schon am Vorabend zu. In der Früh dann nur das Eiklar zu Schnee aufschlagen, in den Teig rühren und ausbacken. Diese Mini-Pancakes sind praktisches Fingerfood für die Kleinsten und für unterwegs.

Ab 1 Jahr
Glutenfrei
Laktosefrei

Für den Start in den Tag

Buttermilch-Nuss-Brot

1 Brot, 14–16 Stück

250 g Weizenvollkornmehl
200 g Dinkelvollkornmehl
40 g frische Hefe
350 ml lauwarme Buttermilch
1 TL Salz
200 g gehackte Walnüsse
Butter für die Form
80 g Mandelblättchen

Weizen- und Dinkelmehl in einer Schüssel mischen und in die Mitte eine Vertiefung drücken. Die Hefe in 100 ml Buttermilch auflösen und in die Mulde geben. An einem warmen Ort etwa 20 Minuten gehen lassen.

Dann die restliche Buttermilch und das Salz hinzufügen und alles kräftig mit den Händen verkneten. Zum Schluss die Walnüsse einarbeiten und den Teig für 40 Minuten an einem warmen Ort gehen lassen.

Backofen auf 200 °C vorheizen. Den Teig nochmals kneten und zu einem ovalen Laib formen. Eine Kastenform mit etwas Butter ausfetten, mit der Hälfte der Mandelblättchen ausstreuen und den Laib hineinlegen. Die Oberfläche des Laibes mit etwas Wasser bestreichen, die restlichen Mandelblättchen darüberstreuen und das Brot nochmals etwa 15 Minuten gehen lassen.

Dann das Brot im Backofen für 45 Minuten knusprig backen.

Ab 2 Jahren ☺

Für den Start in den Tag

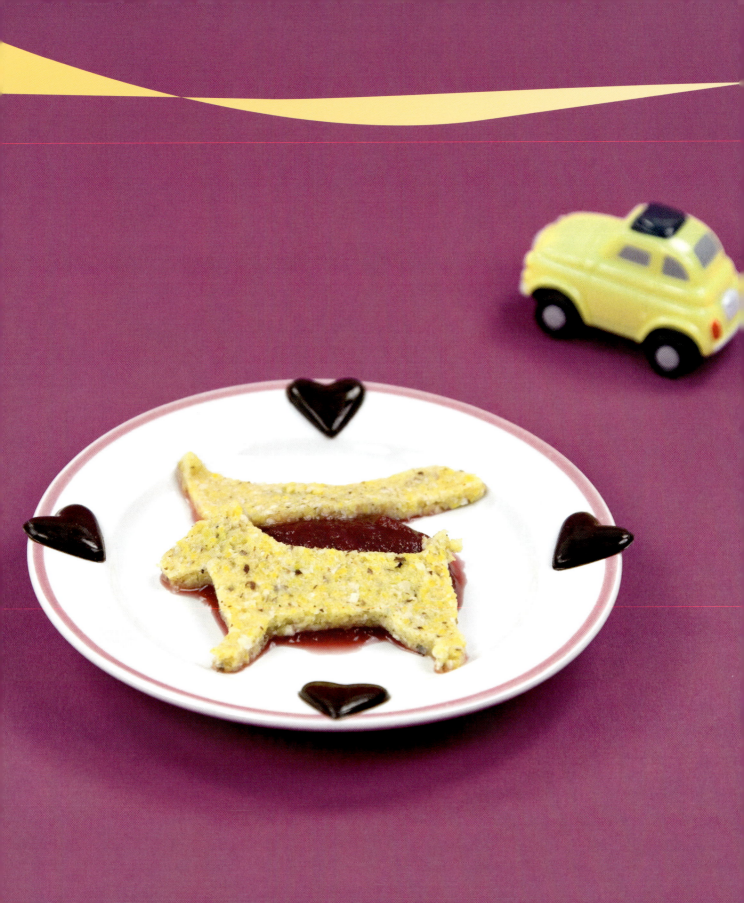

Polentafiguren mit Fruchtmus

4–6 Portionen

500 ml Wasser oder Reismilch
100 g Polenta
1 Prise Zimtpulver
50 g geriebene Haselnüsse
250 g Obst der Saison
(z. B. Äpfel, Birnen, Erdbeeren, Himbeeren, Heidelbeeren)

Wasser oder Reismilch in einem Topf aufkochen. Polenta, Zimtpulver und geriebene Nüsse mit einem Schneebesen einrühren, kurz aufkochen lassen und auf kleiner Flamme 5 bis 6 Minuten ziehen lassen.

Ein Backblech mit Backpapier auslegen und die Polenta gleichmäßig darauf verstreichen. 20 bis 30 Minuten auskühlen lassen. Dann die Polenta mit Keksformen ausstechen.

Obst wie Äpfel oder Birnen schälen, entkernen, kurz dünsten und mit dem Pürierstab zu einem Mus verarbeiten. Himbeeren oder Heidelbeeren können auch roh zu einem Mus püriert werden.

Obstmus mit Polentafiguren anrichten. Mit Staubzucker bestreut servieren oder mit Honig süßen.

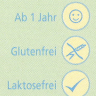

Ab 1 Jahr
Glutenfrei
Laktosefrei

Für den Start in den Tag

Gemüseomelette

2–3 Portionen

4 Eier
10 g Parmesan
1 Karotte
60 g Brokkoli
50 g Fenchel
10 g roter Paprika
1 Prise Salz
Pfeffer aus der Mühle
1 EL Distelöl
Schnittlauch

Die Eier in einer Schüssel mit dem Schneebesen gut verrühren. Parmesan reiben und unter die Eier mischen. Die Karotte waschen, schälen und in kleine Würfel schneiden. Brokkoliröschen vom Strunk abtrennen und waschen. Fenchel und Paprika waschen und in kleine Würfel schneiden.

In einem Topf etwas Wasser mit einer Prise Salz erhitzen. Karotten, Fenchel und Brokkoli darin 7 bis 8 Minuten weich dünsten und abseihen. Die Gemüsewürfel dann mit dem Paprika unter die Eimischung rühren. Mit Salz und Pfeffer abschmecken.

Distelöl in einer Pfanne erhitzen. Ei-Gemüse-Mischung in die Pfanne gießen und bei mittlerer Hitze stocken lassen. Wenn die Eimischung fast vollständig gestockt ist, das Omelette mit einer Schaufel umdrehen und auch auf der Rückseite leicht anbräunen lassen. Auf einem Teller anrichten und mit Schnittlauchröllchen garniert servieren.

Küchentipp
Dazu ein Stück Schwarzbrot mit Butter oder etwas gekochtes Getreide reichen.

Ab 1 Jahr
Glutenfrei
Laktosefrei

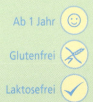

Für den Start in den Tag

Karfiol mit Bröseln und Ei

2–3 Portionen

250 g Karfiol
2 Eier
10 g Butter
60 g Vollkornbrösel
Pfeffer aus der Mühle
1 Prise Muskatnuss, gemahlen
1 Prise Salz
2 EL gehackte Petersilie
1 Handvoll Endivien- oder Vogerlsalat

Karfiol in Röschen zerteilen und im Dampfgarer oder in wenig Salzwasser weich kochen. Die Eier hart kochen.

In einer Pfanne Butter zerlassen und die Brösel darin anrösten. Mit Pfeffer, Muskatnuss und Salz würzen. Die Mischung vom Herd nehmen und die gehackte Petersilie einrühren.

Eier schälen und fein hacken – ebenso mit den Bröseln vermischen.

Teller mit Vogerl- oder Endiviensalat auslegen. Darauf den Karfiol verteilen und mit den Butter-Ei-Bröseln überziehen.

Küchentipp

Karfiol bereits am Abend vorbereiten und die Eier hart kochen. Da Karfiol zum Kohlgemüse zählt, wirkt er manchmal blähend. Hilfreich ist, das Kochwasser wegzuschütten und die Bekömmlichkeit mit Gewürzen wie Kümmel oder Bohnenkraut zu unterstützen.

Ab 1 Jahr
Glutenfrei
Laktosefrei

Für den Start in den Tag

Joghurt mit Fruchtmus

2 Portionen

200 g Früchte der Saison
(z. B. Himbeeren, Erdbeeren,
Birnen, Äpfel, Marillen, Pfirsiche)
250 ml Naturjoghurt von
Schaf oder Ziege
1 TL Vanillezucker oder Honig
1 Prise Kardamompulver

Früchte waschen. Reife und weiche Früchte wie Himbeeren oder Erdbeeren einfach mit der Gabel zerdrücken oder pürieren. Äpfel, Birnen oder Pfirsiche in kleine Stücke schneiden, kurz dünsten und dann pürieren.

Joghurt mit Vanillezucker oder Honig und Kardamompulver gut verrühren, in zwei Gläser oder Schüsseln anrichten und das Obstmus darauf verteilen.

Mango-Lassi

Auf die gleiche Weise lässt sich Mango-Lassi zubereiten: Für Mango-Lassi nimmt man eine frische Mango (püriert) oder 4 EL Mangomus aus dem Reformhaus. 250 ml Joghurt mit dem Mangomus, etwas Zitronen- oder Limettensaft und einer Prise Kardamom in einem hohen Becher mit dem Pürierstab gut durchmixen.

Ab 1 Jahr
Glutenfrei

Für den Start in den Tag

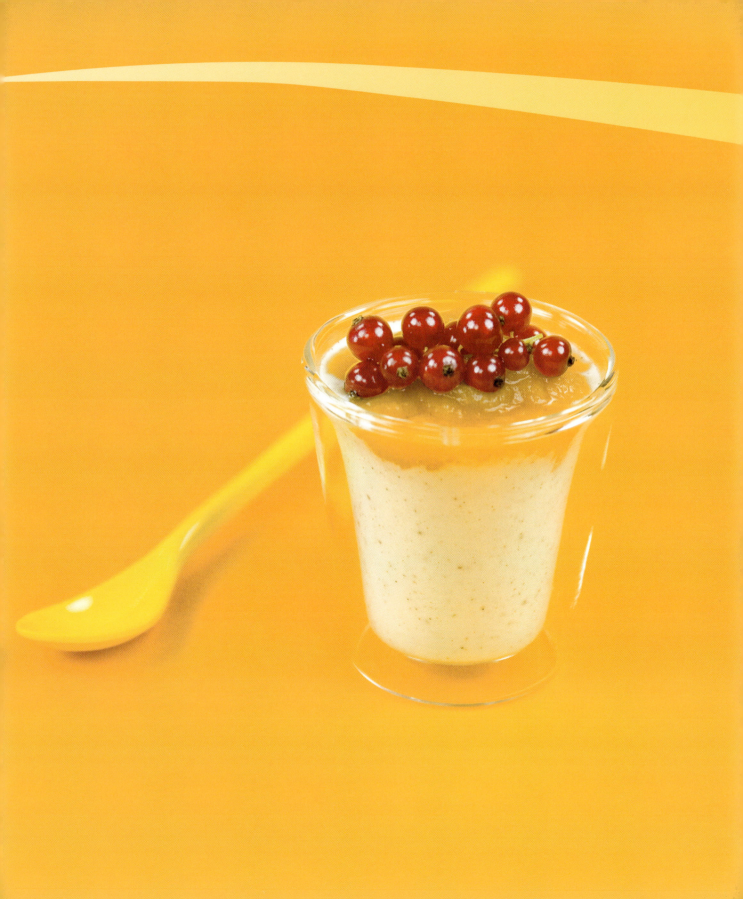

Überbackene Sommerfrüchte

2 Portionen

50 g Heidelbeeren
50 g Himbeeren
2 Marillen
150 g Naturjoghurt
2 TL Vollrohrzucker

Backofen auf 220 °C Grillstufe vorheizen.

Obst waschen. Marillen halbieren, entkernen und in kleine Stücke schneiden. Das Obst in zwei ofenfeste Förmchen verteilen. Joghurt gleichmäßig über die Früchte verteilen und mit je 1 TL Vollrohrzucker bestreuen.

Die Förmchen im Backofen 4 bis 5 Minuten grillen, bis der Zucker Blasen wirft. Kurz auskühlen lassen und servieren.

Joghurt

Milchsäurebakterien geben dem ursprünglich aus dem Balkan stammenden Joghurt Geschmack und Konsistenz. Populär ist Joghurt seit den 1960er-Jahren, als das allgemein geläufige Fruchtjoghurt üblich wurde. Naturjoghurt besteht im Gegensatz zu Fruchtjoghurt, das häufig mit Magermilchpulver, Emulgatoren, modifizierter Stärke, Fruktose, Stabilisatoren (Guarkernmehl, Pektin), Farbstoffen, Aromen, Säuerungsmittel und Süßstoff versetzt ist, nur aus Milch und Milchsäure- bzw. Laktobazillen. Die Milchsäurebakterien sorgen für eine Umwandlung des Milchzuckers in Milchsäure, wodurch der leicht säuerliche Geschmack entsteht. Laktobazillen haben eine günstige Wirkung für eine gesunde Darmflora. Joghurt ist reich an leicht verfügbarem Kalzium und ist leichter verdaulich als Milch. Auch bei Laktoseunverträglichkeit wird Joghurt meist gut vertragen, vor allem wenn es sich um Joghurt von Ziegen- oder Schafmilch handelt.

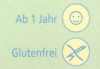

Ab 1 Jahr

Glutenfrei

Für den Start in den Tag

Schoko-Grieß-Pudding

2 Portionen

125 ml Wasser
125 ml Reismilch
3 TL Pfeilwurzelmehl oder Kuzu
2 EL Dinkelgrieß
1 TL Kakao
1 Prise Zimt

Wasser und Reismilch in einem kleinen Topf vermischen. 4 EL davon in eine Tasse geben und mit Pfeilwurzelmehl oder Kuzu glatt rühren. Zwei Puddingformen mit kaltem Wasser ausspülen.

Das restliche Wasser-Reismilch-Gemisch aufkochen. Dann den Dinkelgrieß und Kakao schnell mit dem Schneebesen einrühren, damit keine Klumpen entstehen. Den Topf vom Herd nehmen und das angerührte Mehlgemisch einrühren.

Mit Zimt abschmecken und Pudding heiß in die Formen füllen. Pudding auskühlen lassen und vor dem Servieren auf einen Teller stürzen.

Küchentipp

Wenn Sie Puddingformen mit Deckel benutzen, ist der Pudding auch eine sättigende Zwischenmahlzeit für unterwegs. Löffel nicht vergessen!

Für den Start in den Tag

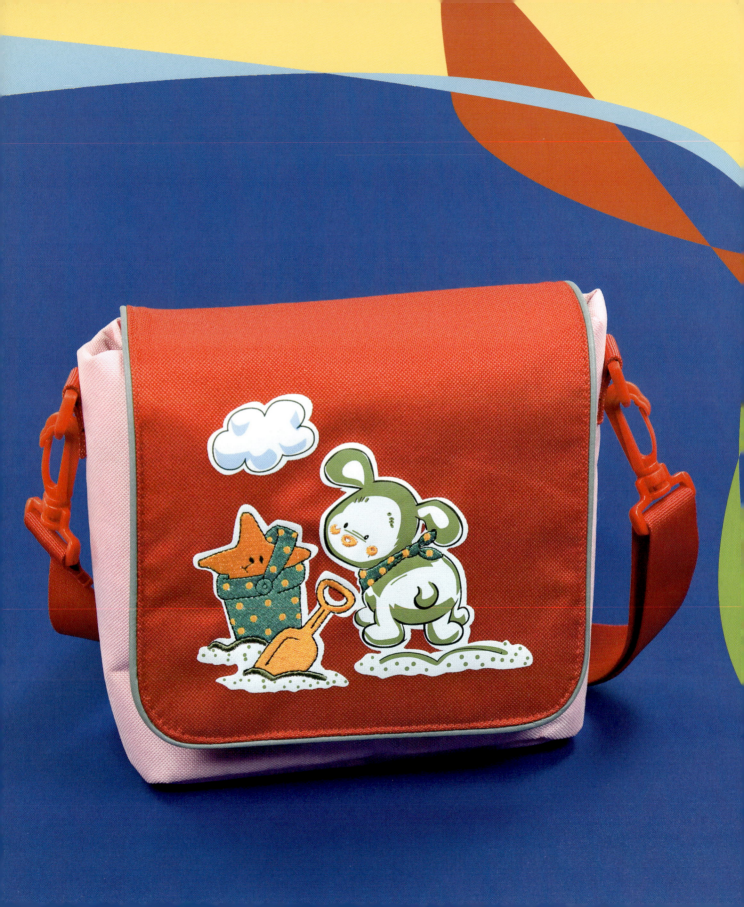

Rezepte für
Pause
und Park

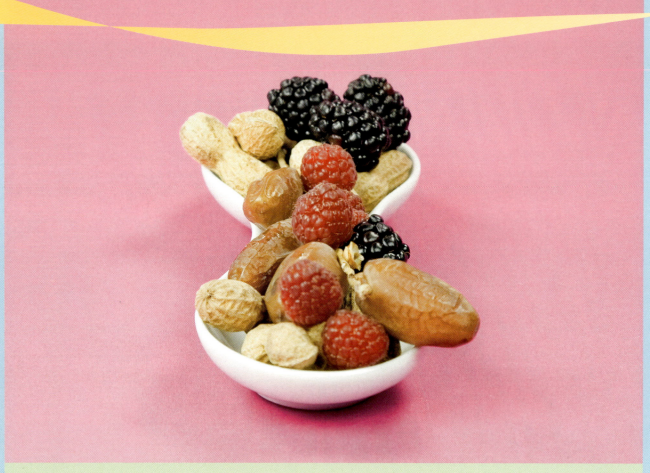

Optimal für zwischendurch: Nüsse, Hülsenfrüchte und Obst

Essen unterwegs

Der Terminkalender von Kindern ist heute oft schon mehr gefüllt als der von Erwachsenen. Vom Kindergarten in den Park, nach der Schule noch zum Sport oder ins Kino, Freunde besuchen, im Sommer ins Schwimmbad – Kinder sind häufig unterwegs und sehr aktiv.
All die Abenteuer und Aktivitäten führen zu einem großen Energiebedarf, und dabei haben Kinder noch einen wesentlich kleineren Magen als Erwachsene. So braucht z. B. ein 9-jähriges Mädchen fast gleich viel Nährstoffe wie seine Mutter, hat aber nur einen halb so großen Magen. In der Pubertät steigt der Energiebedarf während des Wachstumsschubes enorm an und übersteigt jenen der Eltern. Kinder und Jugendliche können daher ihren Energiebedarf nicht mit drei Mahlzeiten decken, das würde das Verdauungssystem massiv überfordern. Dafür gibt es dann die Zwischenmahlzeiten oder modern auch „Snacks" genannt. Zwischenmahlzeiten unterscheiden sich aber vom „Snacken", womit ein dauerndes (unkontrolliertes) In-sich-Hineinschieben von Nahrung (auch grasing = grasen) gemeint ist. Zwischen-

Für Pause und Park

mahlzeiten oder Snacks sollen keine Hauptmahlzeiten ersetzen und sie sollen auch nicht so häufig sein, dass beim Mittag- oder Abendessen kein Hunger mehr bleibt. Damit Ihre Kinder das zweite Frühstück oder ihren Snack nicht immer wieder zurück nach Hause bringen, ist Fantasie gefragt. Oft sind auch Kompromisse erforderlich, wenn Ihr Kind nach Süßigkeiten verlangt, Sie aber Obst und Gemüse einpacken. Hier gilt es Varianten auszuhandeln, die beide Seiten zufriedenstellen. Nur zu verbieten hat keinen Sinn.

Nahrung fürs Gehirn

Das richtige Essen hat auch Einfluss auf die Lernfähigkeit. Das Gehirn ist auf ständige Nährstoffzufuhr aus dem Blut angewiesen. Besonders in der frühen Kindheit entwickelt sich das Gehirn rasant. Ernährungsdefizite in dieser Zeit können unwiderrufliche Schäden verursachen, vor allem einen Mangel an Eisen, Jod, Vitamin B_{12}, Folsäure, Eiweiß und ungesättigten Fettsäuren.

Obwohl das Gehirn nur 2 Prozent des Körpergewichts ausmacht, verbraucht es bei Kindern rund 20 Prozent der gesamten Kalorien. Zusätzlich braucht es 20 Prozent des eingeatmeten Sauerstoffs. Viel frische Luft durch Bewegung im Freien und Sport ist hilfreich, die Sauerstoffversorgung zu optimieren.

Diese Zahlen zeigen, dass das Gehirn sehr anfällig ist für einen Mangel an Energie und Sauerstoff. Bei längerer Nahrungsknappheit beginnt der Körper zwar, Muskeln zu Glukose (Energie) abzubauen und damit das Gehirn zu versorgen, aber dieser Prozess läuft nicht sehr effizient. Wenn also ein Kind Hunger hat, dann sinkt die Konzentration und Leistungsfähigkeit rapide ab.

Bitte daraus aber nicht den Schluss ziehen, dass Limonaden und süße Naschereien dafür sorgen, dass die Schulnoten stimmen. Diese enthalten zwar Zucker, der kurzfristig den Blutzuckerspiegel ansteigen lässt, aber dieser Anstieg ist sehr kurzfristig und nicht nachhaltig. Schokoriegel & Co lösen eine Berg-und-Tal-Fahrt des Blutzuckerspiegels aus und sind im Endeffekt kontraproduktiv.

Eine ausgewogene Nährstoffbilanz für eine optimale Gehirnleistung kommt aus Zutaten wie Getreide, Nüsse, Samen, Vollkornbrot, Milchprodukte, Hülsenfrüchte etc. Diese Zutaten sorgen für einen langsamen und dauerhaften Anstieg des Blutzuckerspiegels und garantieren Leistungsfähigkeit für 2 bis 3 Stunden.

Getränke für Kinder

Gesüßte Kindertees und Fruchtsäfte verursachen bei Dauerkonsum große Schäden an den Milchzähnen und fördern Karies. Bevorzugen Sie daher Produkte „ohne Zuckerzusatz " und vergewissern Sie sich durch Lesen des Verpackungstextes, ob auch wirklich kein Zucker enthalten ist. Alternativen sind ungesüßte Tees, auch gemischt mit Apfel- oder Birnensaft, Trinkwasser, und auch stille bzw. milde Mineralwässer mit geringem Natriumgehalt sind hervorragende Durstlöscher. Hochwertige Kräuterteemischungen erhalten Sie in Drogeriemärkten und Apotheken. Achten Sie darauf, keine aromatisierten (parfümierten) Teesorten zu kaufen. Für Kinder ungeeignet sind Limonaden, Lightgetränke, koffeinhaltige, isotonische sowie alkoholische Getränke, Schwarztee und Energydrinks.

Für Pause und Park

Johannisbeergelee mit Mangostückchen

2 Portionen

300 ml schwarzer Johannisbeersaft
2 EL Agar-Agar
100 g Mango
Mango zum Garnieren

Johannisbeersaft mit Agar-Agar in einem Topf verrühren und kurz stehen lassen. Mango schälen und Fruchtfleisch in kleine Würfel schneiden.

Saft mit Agar-Agar aufkochen und 2 Minuten kochen lassen. Zwei Puddingformen mit kaltem Wasser ausspülen und je die Hälfte der Mangowürfel in die Formen geben. Den Saft einfüllen und auskühlen lassen. Nach dem Abkühlen am besten im Kühlschrank für 3 bis 4 Stunden gut durchkühlen.

Vor dem Servieren Pudding auf einen Teller stürzen und mit Mangostückchen garniert servieren.

Küchentipp

Nutzen Sie die Vielfalt der Frucht- oder auch Gemüsesäfte zum Herstellen von Gelees oder Puddings. Das pflanzliche Geliermittel Agar-Agar wird aus Algen (meist Rotalgen) hergestellt, ist geschmacksneutral und unverdaulich. Aufgrund seiner starken Gelierkraft genügen bereits geringe Mengen. Ein halber Teelöffel entspricht in etwa vier Blatt Gelatine. Damit Agar-Agar bindet, muss es für mindestens 2 Minuten gekocht werden.

Ab 1 Jahr
Glutenfrei
Laktosefrei

Für Pause und Park

Schafkäse-Spinat-Muffins

12 Stück

Öl für die Backform
200 g Blattspinat
150 g Schafkäse
1 Ei
60 ml Öl
300 ml Buttermilch
100 g Buchweizenmehl
150 g Maismehl
100 g Hartkäse
2,5 TL Backpulver
1 Prise Salz
Pfeffer aus der Mühle

Den Backofen auf 180 °C vorheizen. Die Vertiefungen des Muffinblechs mit Öl einfetten oder ein Backblech mit Muffinförmchen vorbereiten.

Den Blattspinat in 2 EL Wasser dünsten. Anschließend kalt abschrecken, vorsichtig ausdrücken und fein hacken. Schafkäse mit einer Gabel zerdrücken. Hartkäse grob reiben. Das Ei in einer großen Schüssel gut verquirlen. Öl und Buttermilch zugeben und verrühren. Dann den gehackten Spinat und Schafkäse untermischen. Zuletzt Buchweizenmehl, Maismehl, geriebenen Käse, Backpulver, etwas Salz und Pfeffer dazugeben und alles gut vermengen. Den Teig zu etwa 2/3 jeweils in die Muffinmulden verteilen oder in die Papierförmchen geben. Die Muffins auf mittlerer Schiene 20 bis 25 Minuten backen. Die fertigen Muffins aus dem Backofen nehmen und noch einige Minuten in den Formen ruhen lassen. Dann herausnehmen und noch warm servieren oder für unterwegs einpacken.

Küchentipp

Diese würzigen Muffins eignen sich sehr gut als Fingerfood für unterwegs.

Für Pause und Park

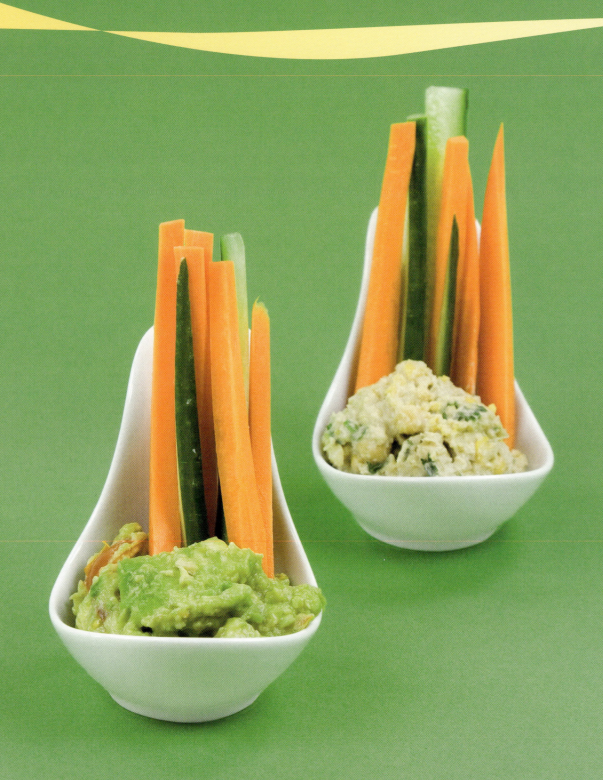

Aufstriche mit Gemüsesticks

4–5 Portionen

Thunfischaufstrich
1 Dose Thunfisch (naturell)
1 Ei, 2 Essiggurken, 200 g Topfen
4 EL gehackte Kräuter (z. B. Petersilie, Dill, Schnittlauch, Basilikum)
1 Prise Salz, Pfeffer aus der Mühle

Avocadoaufstrich
1 reife, weiche Avocado
Saft einer Zitrone, 1 Tomate
1 Prise Salz, Pfeffer aus der Mühle

Kichererbsenaufstrich
50 g Kichererbsen
2 EL Sesammus (Tahin)
1 Knoblauchzehe
1 Prise Salz, Pfeffer aus der Mühle
Saft einer Zitrone, 3 EL Olivenöl
2 EL gehackte Petersilie

Ab 1 Jahr 😊

Glutenfrei

Laktosefrei

Thunfischaufstrich: Thunfisch abtropfen lassen und in einer Schüssel mit der Gabel zerdrücken. Ei hart kochen und dann fein hacken. Essiggurken ebenfalls fein hacken. Thunfisch mit gehacktem Ei, Essiggurken, Topfen und gehackten Kräutern gut vermischen. Mit Pfeffer und Salz abschmecken.

Avocadoaufstrich: Avocado halbieren, Kern herausnehmen und das Fruchtfleisch mit einem Löffel herausschälen. Avocado in einer Schüssel mit einer Gabel gut zerdrücken und mit Zitronensaft vermischen. Tomate waschen, fein hacken und zur Avocado geben. Mit Salz und Pfeffer abschmecken und alles gut verrühren.

Kichererbsenaufstrich: 50 g Kichererbsen mindestens 8 Stunden einweichen. Dann mit frischem Wasser 40 bis 45 Minuten weich kochen. Die Kichererbsen dann mit etwas Kochwasser pürieren. Sesammus und Knoblauchzehe zugeben und nochmals pürieren. Das Püree mit Salz, Pfeffer, Zitronensaft und Olivenöl abschmecken. Gehackte Petersilie dazugeben und alles gut verrühren.

Für Pause und Park

Pastinakenkuchen

10–12 Stück

4 Eier
1 Prise Salz
100 g Zucker
1/2 TL Zimt
1 Prise Nelkenpulver
300 g geriebene Mandeln
80 g Dinkelmehl
1 EL Backpulver
300 g Pastinaken
Butter für die Form

Backofen auf 180 °C vorheizen. Eier trennen und das Eiklar mit einer Prise Salz zu Eischnee aufschlagen. Eidotter mit Zucker und Zimt schaumig rühren. Nelkenpulver, geriebene Mandeln, Salz, Mehl und Backpulver dazugeben.

Pastinaken schälen, fein reiben und zum Teig geben, gut durchmischen. Zum Schluss den Eischnee vorsichtig unterheben.

Eine Springform mit Butter ausfetten, Teig gleichmäßig einfüllen und den Kuchen 50 bis 60 Minuten backen.

Der Kuchen wird nach 1 bis 2 Tagen so richtig saftig.

Pastinake

Bis Mitte des 18. Jahrhunderts galten Pastinaken als wichtiges Grundnahrungsmittel. Pastinaken liefern vor allem Folsäure, viel Kalium (wichtig für Herz, Muskeln und Nerven), Phosphor, Eisen, Magnesium und Zink. Durch den hohen Anteil an ätherischen Ölen ist der Geschmack süßlich nussig bis würzig scharf. Die entblähende Wirkung und der leicht süßliche Geschmack machen Pastinaken zum perfekten Gemüse für Babys und Kleinkinder.

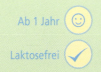

Ab 1 Jahr
Laktosefrei ✓

Für Pause und Park

Bunter Kartoffelsalat

3–4 Portionen

400 g Kartoffeln, festkochend
6 EL Gemüsebrühe
1 Prise Salz
Pfeffer aus der Mühle
3 TL Essig
1/2 Bund Radieschen
1 Tomate
1 kleiner gelber Paprika
1 kleine Dose Maiskörner
1 kleiner grüner Paprika
1 Bund Schnittlauch
1 Chicorée

Die Kartoffeln waschen und in einem Topf 20 bis 25 Minuten weich kochen. Dann die Kartoffeln kalt abschrecken, schälen, in Scheiben schneiden und in einer Schüssel mit der Suppe mischen. Mit Salz, Pfeffer und Essig abschmecken und auskühlen lassen. Die Kartoffeln dann in drei gleiche Teile auf Schüsseln aufteilen.

Roter Kartoffelsalat: Radieschen waschen und in Scheiben schneiden. Tomate waschen und in Würfel scheiden. Radieschenscheiben und Tomatenwürfel mit dem Kartoffelsalat vermischen.

Gelber Kartoffelsalat: Paprika waschen, entkernen und in kleine Würfel schneiden. Mais und Paprikawürfel kurz mit heißem Wasser blanchieren und zum Kartoffelsalat geben.

Grüner Kartoffelsalat: Paprika waschen, entkernen und in kleine Würfel schneiden. Paprikawürfel kurz mit heißem Wasser blanchieren. Schnittlauch in Röllchen schneiden und mit Paprikawürfeln zum Kartoffelsalat geben.

Die Salate etwas durchziehen lassen und dann in den Chicoréeblättern anrichten.

Ab 1 Jahr
Glutenfrei
Laktosefrei

Für Pause und Park

Quinoa-Gemüse-Salat

4–6 Portionen

250 g Quinoa
Saft einer Zitrone
400 ml Wasser
250 g Erbsenschoten
2 Bund Radieschen
150 g Schafkäse
1 Knoblauchzehe
4 EL Olivenöl
6 EL weißer Balsamico-Essig
1 Prise Salz
Pfeffer aus der Mühle
1 Becher Kresse

Quinoa waschen und in einem Topf mit Zitronensaft und Wasser aufkochen. Zugedeckt bei schwacher Hitze 15 Minuten garen und dann weitere 5 Minuten quellen lasssen.

Erbsenschoten putzen und in Salzwasser kurz blanchieren. Die Radieschen waschen und vierteln. Den Schafkäse in Würfel schneiden. In einer Schüssel die Quinoa kurz abkühlen lassen und dann Radieschen, Erbsenschoten und Schafkäse unterrühren. Die Knoblauchzehe schälen, fein hacken und zum Salat geben. Aus Olivenöl, Balsamico, Salz und Pfeffer eine Marinade bereiten und den Salat damit gut vermischen. Kresse abschneiden und den Salat damit garnieren.

Quinoa

Quinoa ist eine der ältesten Kulturpflanzen der Menschheit. Sie dient den Ureinwohnern der südamerikanischen Anden schon seit 6000 Jahren als wichtige Nahrungsgrundlage. Mit etwa 15 Prozent Eiweißanteil gehört Quinoa zu den proteinreichsten Getreiden. Die einzelnen Aminosäuren sind ausgewogen verteilt. Einzigartig ist der hohe Lysingehalt, der in anderen Pflanzen nicht oder nur unzureichend in minimalsten Mengen vorkommt. Quinoa enthält außerdem viel Eisen, Zink, Kalzium und Magnesium, neben verschiedenen Vitaminen der B-Gruppe und Vitamin E. Quinoa enthält etwa 5 Prozent Fett mit vorwiegend ungesättigten Fettsäuren.

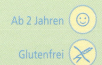

Ab 2 Jahren

Glutenfrei

Für Pause und Park

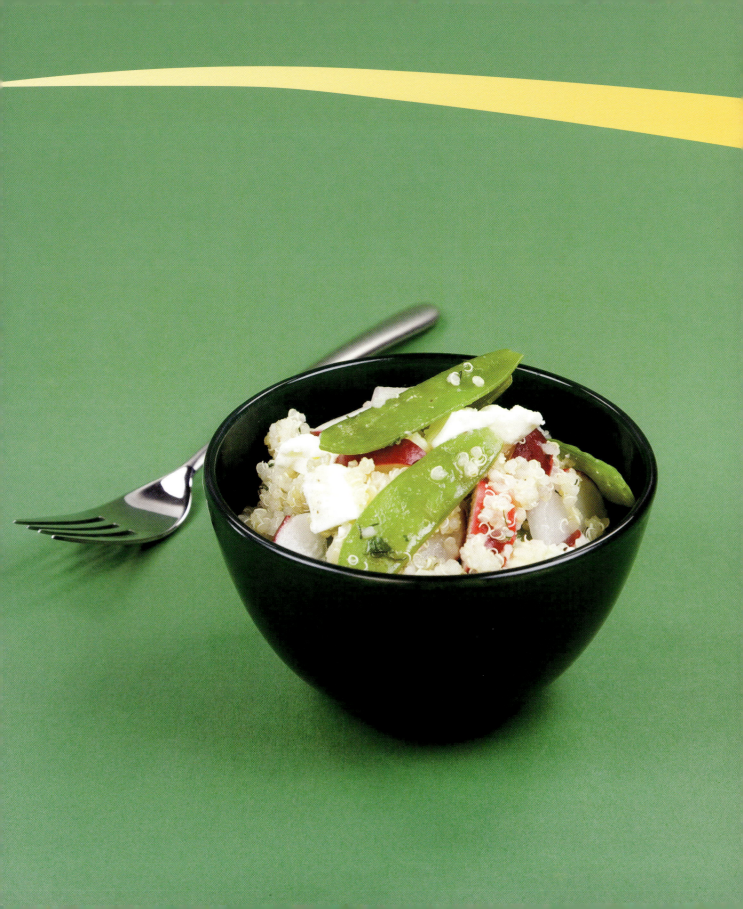

Hühner-Sesam-Nuggets

2–3 Portionen

2 Kartoffeln, mehlig
1 kleine Zwiebel
1 EL Olivenöl
200 g Hühnerschnitzel oder Hühnerbrustfleisch
1 TL getrocknete Pfefferminze
Pfeffer aus der Mühle
1 Prise Salz
50 g Sesam
Olivenöl zum Braten

Kartoffeln waschen und 20 bis 25 Minuten weich kochen. Zwiebel schälen, fein hacken und in Olivenöl kurz glasig dünsten.

Hühnerfleisch in grobe Stücke schneiden und im Blitzhacker oder mit der Küchenmaschine zerkleinern. Gedünstete Zwiebel und getrocknete Pfefferminze zugeben. Kartoffeln schälen, in Würfel schneiden und ebenfalls kurz mit dem Fleisch zerkleinern, bis eine sämige Masse entsteht. Die Mischung mit Salz und Pfeffer abschmecken.

Eine beschichtete Pfanne mit etwas Öl erhitzen. Mit feuchten Händen kleine Laibchen formen. Sesam auf einen Teller geben, die Laibchen auf beiden Seiten darin wenden und bei mittlerer Hitze goldbraun braten. Auf Küchenpapier abtropfen und auskühlen lassen.

Küchentipp
Mit Preiselbeersoße und etwas Gemüsesalat für unterwegs einpacken.

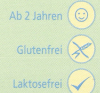

Ab 2 Jahren
Glutenfrei
Laktosefrei

Für Pause und Park

Paprika-Mais-Spieße

2 Portionen

2 Maiskolben
1 roter Paprika
2 EL Olivenöl
1 Knoblauchzehe
100 ml Sauerrahm
2 EL gehackte Kräuter
(z. B. Petersilie, Schnittlauch)
1 Prise Salz
Pfeffer aus der Mühle

Die Maiskolben am unteren Ende abschneiden und die Blätter und Fäden entfernen. In einem großen Topf 2 bis 3 Liter Salzwasser erhitzen und die Maiskolben darin 25 bis 30 Minuten weich kochen. Maiskolben auskühlen lassen und in etwa 4 cm dicke Scheiben schneiden.

Backofen auf 220 °C Grillstufe vorheizen.

Paprika waschen, entkernen und in Stücke schneiden. Knoblauch schälen, fein hacken und mit dem Olivenöl verrühren. Mais und Paprika abwechselnd auf Spieße stecken und mit Knoblauchöl bestreichen. Die Spieße im Backofen 10 bis 15 Minuten grillen, bis sie etwas Farbe annehmen.

In der Zwischenzeit den Sauerrahm mit den gehackten Kräutern vermischen und mit Salz und Pfeffer abschmecken. Die Spieße mit der Soße servieren.

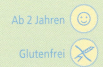

Ab 2 Jahren
Glutenfrei

Für Pause und Park

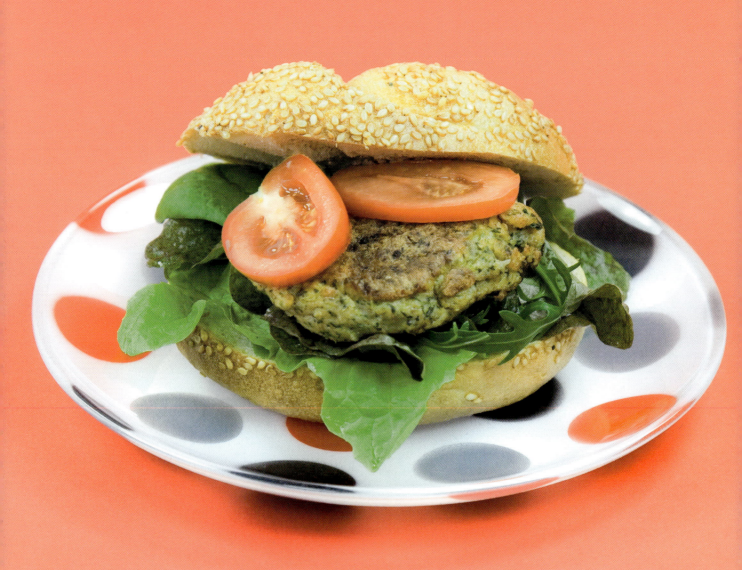

Lachsburger

10 Stück

300 g Lachsfilet (ohne Haut)
1/2 Bund Petersilie
1 Zwiebel
2 EL Buchweizenmehl
1 Prise Korianderpulver
1 Prise Salz
Pfeffer aus der Mühle
Rapsöl zum Braten

Lachs waschen, trocken tupfen und in Würfel schneiden. Petersilie waschen und grob hacken. Zwiebel schälen und in Stücke schneiden. In der Küchenmaschine oder im Blitzhacker die Lachs- und Zwiebelstücke mit der Petersilie fein zerhacken. Die Mischung mit Buchweizenmehl binden und mit Korianderpulver, Salz und Pfeffer abschmecken.

Etwas Rapsöl in einer beschichteten Pfanne erhitzen und mit feuchten Händen kleine Laibchen formen. Die Laibchen auf jeder Seite für 4 bis 5 Minuten knusprig braten.

Auf Küchenpapier abtropfen lassen.

Küchentipp
Die Lachslaibchen in Vollkorn- oder Dinkelbrötchen mit etwas Salat und Gemüse anrichten und für unterwegs einpacken.

Ab 2 Jahren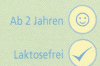

Laktosefrei ✓

Für Pause und Park

Lachsschnecken am Spieß

2 Portionen

4 Scheiben Vollkorntoastbrot
100 g Räucherlachs
4 EL Frischkäse oder Gervais
2 EL gehackte Kräuter
(z. B. Dill, Petersilie, Schnittlauch)
1 Handvoll Vogerlsalat
oder Rucola
2 Radieschen
4 Cocktailtomaten
Holzspieße

Rinde vom Brot schneiden. Lachs fein hacken und mit Frischkäse und Kräutern verrühren. Die Brotscheiben damit bestreichen und fest aufrollen.

Die Brotrollen in 2 cm dicke Scheiben schneiden und jeweils 2 bis 3 Stück auf einen Holzspieß stecken.

In einem Transportgefäß ein Bett aus Rucola- oder Vogerlsalat anrichten.

Die Lachsspieße darauf verteilen und mit je 1 Radieschen und 2 Cocktailtomaten garnieren.

Ab 2 Jahren ☺

Für Pause und Park

Bunter Reissalat

2–3 Portionen

100 g Reis
4 Selleriestangen
300 g Maiskörner
40 g Rosinen
200 g Ananas (am besten eine Babyananas)
3 EL Rapsöl
Pfeffer aus der Mühle
1/2 TL Senf
1 Prise Salz
4 EL weißer Balsamico-Essig oder Saft einer Zitrone

Reis in einem Topf mit der doppelten Menge Wasser aufkochen und bei kleiner Hitze etwa 15 Minuten ausquellen lassen. Dann Reis in eine große Schüssel geben.

In der Zwischenzeit die Selleriestangen waschen und in dünne Scheiben schneiden. Sellerie, Maiskörner und Rosinen zum Reis geben und gut vermischen. Ananas schälen und in kleine Würfel schneiden.

Aus Rapsöl, Pfeffer, Senf, Salz, Essig oder Zitronensaft ein Dressing bereiten und mit den Ananasstücken zum Salat geben. Nochmals gut durchrühren und mindestens eine Stunde durchziehen lassen.

Ananas

Das Fruchtfleisch der Ananas schmeckt süßsäuerlich und ist reich an Eisen, Mangan, Vitamin C und Betacarotin. Außerdem enthält die Ananas das Enzym Bromelain, das Eiweiß spaltet und somit die Verdauung fördert. Naturmediziner empfehlen frisch gepressten Ananassaft bei Fieber und Reisebeschwerden. Der hohe Gehalt an Fruchtsäuren kann allerdings die empfindliche Magenschleimhaut von Kindern reizen. Die mildere Babyananas ist für Kleinkinder bekömmlicher.

Ab 2 Jahren

Für Pause und Park

Nudelsalat mit Tomaten

2–3 Portionen

150 g Penne
4 Tomaten
6 getrocknete Tomaten
(in Öl eingelegt)
100 g Schafkäse
2 EL Tomatenmark
6 EL Apfelessig
2 EL Olivenöl
Pfeffer aus der Mühle
1 Prise Salz
1 EL Butter
10 Salbeiblätter

Penne in Salzwasser 10 bis 12 Minuten al dente kochen.

Tomaten waschen, in kleine Würfel schneiden und in eine große Schüssel geben. Getrocknete Tomaten in feine Streifen schneiden. Schafkäse mit den Fingern zerbröseln.

Penne abgießen, kalt abschrecken und mit den getrockneten Tomaten und dem Schafkäse zu den Tomaten geben. Aus Tomatenmark, Essig, Olivenöl, Salz und Pfeffer ein Dressing bereiten und alles gut mit den Nudeln verrühren. In einer Pfanne die Butter schmelzen und die Salbeiblätter darin frittieren. Salat mit frittierten Salbeiblättern garniert servieren.

Tomaten

Die roten – bei Kindern meist sehr beliebten – Tomaten enthalten reichlich Vitamine, Mineralstoffe und sekundäre Pflanzeninhaltsstoffe. Egal ob Cocktail-, Kirsch-, Fleisch-, Flaschen- oder die normale Rundtomate, alle haben eines gemein: Ihr Verzehr hat einen positiven Einfluss auf die Gesundheit. Besonders das für die rote Farbe verantwortliche Lycopin ist für die Gesundheit wertvoll und schützt vor Herz-Kreislauf-Erkrankungen und Krebs. Die Zubereitung beeinflusst die Verfügbarkeit von Lycopin. Zerkleinern und schonendes Erhitzen steigert diese, weshalb verarbeitete Tomatenerzeugnisse wie Tomatenmark, Tomatensaft oder auch vorerhitzte Dosentomaten besonders viel davon enthalten.

Ab 1 Jahr

Für Pause und Park

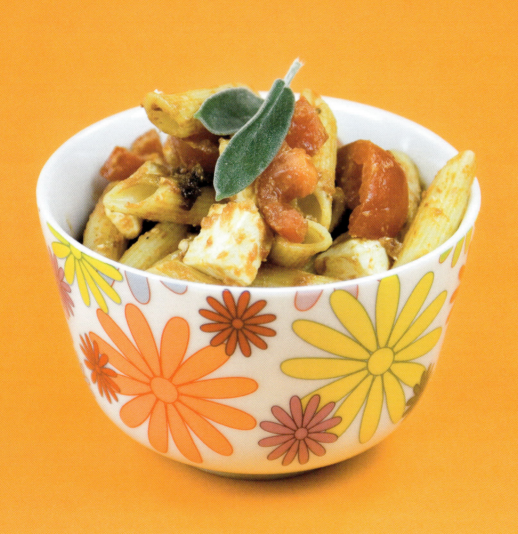

Haferkekse

15–20 Stück

200 g Haferflocken, feinblättrig
1 TL Backpulver
80–100 ml heißes Wasser
1 EL Sonnenblumenöl

Backofen auf 180 °C vorheizen.

Haferflocken mit Backpulver in einer Schüssel vermischen. Heißes Wasser und Sonnenblumenöl zugeben und alles gut verrühren. Es soll ein glatter Teig entstehen, bei Bedarf etwas mehr Wasser zugeben.

Den Teig kurz rasten lassen und dann dünn auf einer bemehlten Arbeitsfläche ausrollen. Entweder mit dem Messer in Vierecke schneiden oder mit Formen Figuren (z. B. Tiere) ausstechen.

Backblech mit Backpapier auslegen und die Haferkekse für 20 bis 25 Minuten backen.

Küchentipp

Die Haferkekse können in einer Dose bis zu 14 Tagen aufbewahrt werden. Sie sind ideal für unterwegs und können auch gut mit Obst oder Aufstrichen (siehe Rezepte Seite 81) kombiniert werden.

Ab 1 Jahr
Glutenfrei
Laktosefrei

Für Pause und Park

Smoothies

je 2 Portionen

Himbeer-Mohn-Smoothie
1 kleine Banane
400 g Naturjoghurt
100 g Himbeeren
2 EL Mohn, gerieben

Bananen-Kakao-Smoothie
300 ml Soja- oder Reismilch
1 Banane
2 EL Kakaopulver
1 Prise Zimtpulver
2 EL geriebene Mandeln oder Mandelmus
Honig nach Geschmack

Heidelbeer-Smoothie
250 ml Apfelsaft
1 Banane
100 g Heidelbeeren
1 TL Leinöl

Ab 1 Jahr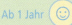

Himbeer-Mohn-Smoothie: Banane schälen und in Stücke schneiden. Bananenstücke, Joghurt, Himbeeren und Mohn mit dem Stabmixer oder im Standmixer fein pürieren. Bei Bedarf mit Honig abschmecken.

Bananen-Kakao-Smoothie: Banane schälen und in Stücke schneiden. Soja- oder Reismilch, Bananenstücke, Kakaopulver, Zimtpulver und geriebene Mandeln mit dem Stabmixer oder im Standmixer fein pürieren. Nach Bedarf mit Honig abschmecken.

Heidelbeer-Smoothie: Banane schälen und in Stücke schneiden. Apfelsaft, Bananenstücke, Heidelbeeren und Leinöl mit dem Stabmixer oder im Standmixer fein pürieren. Nach Bedarf mit Honig abschmecken.

Fruchtige Smoothies

Obst kann sehr gut zu Milchshakes oder Smoothies verarbeitet werden. Himbeeren, Erdbeeren oder anderes Beerenobst eignen sich genauso gut wie Melonen, Marillen, Mangos oder Bananen. Gemixt mit Milch, Buttermilch, Soja-, Reismilch oder Joghurt, evtl. mit etwas Zucker oder Honig gesüßt, kann kaum ein Kind widerstehen. Wird der Milchshake oder Smoothie in einem attraktiven Glas und mit einem Strohhalm „serviert", ist es eine tolle Überraschung für den Kindergeburtstag.

Für Pause und Park

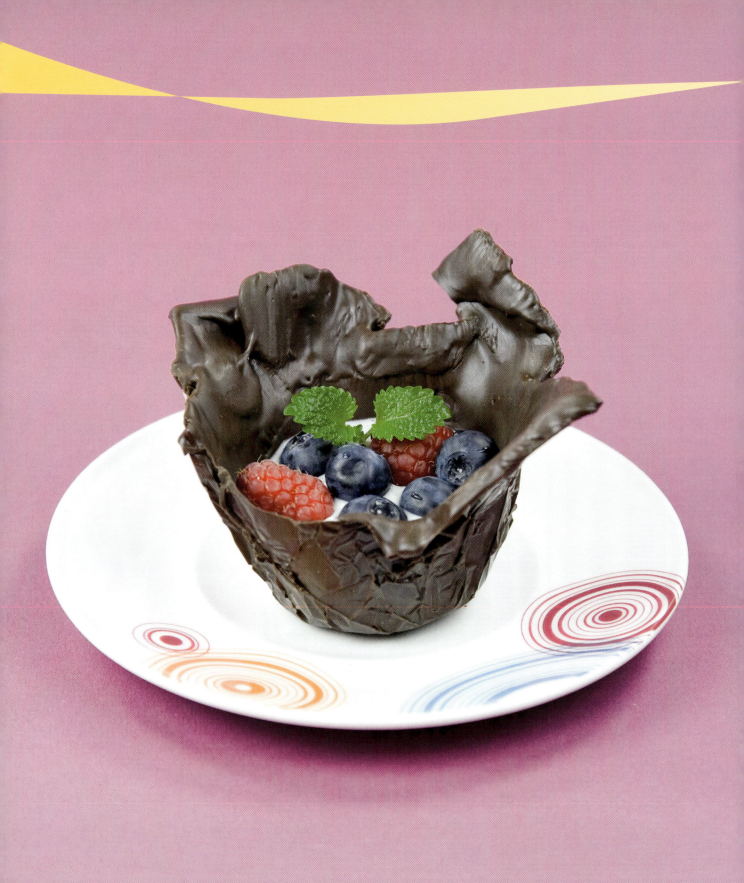

Schokoblüten mit Obst

12 Blüten

200 g Bitterschokolade
oder Kuvertüre
250 ml Joghurt
1 EL Honig
1/4 TL Kardamompulver
250 g Früchte nach Saison
(z. B. Beeren, Marillen, Pfirsiche)

Die Schokolade in kleine Stücke brechen und in einer Metallschüssel unter Rühren im heißen Wasserbad schmelzen lassen. Aus einer Alufolie 12 etwa 15 cm breite Streifen schneiden. Diese Streifen dann der Länge nach zu einem Viereck falten, über ein umgestülptes Glas legen und somit aus der Folie eine Schale formen. Die Schokolade etwas auskühlen lassen, bis sie anfängt dicklich zu werden. Jeweils 2 EL Schokolade in die Formen geben und vorsichtig mit einem Backpinsel die Schokolade bis in die Mitte der Formen streichen. Die Formen etwa eine Stunde tiefkühlen oder zumindest kalt stellen. Die Alufolie dann vorsichtig von der erstarrten Schokolade lösen. Achtung: Es sollten keine Folienreste verbleiben, die dann versehentlich mitgegessen werden!

Joghurt mit Honig und Kardamom vermischen und in die Schokoformen füllen. Obst waschen, in kleine Stücke schneiden und die Schokoblüten damit garnieren.

Küchentipp

Die Blüten sind sehr dekorativ und können beliebig mit Eis, Fruchtmus, Topfen- oder Joghurtcreme mit Früchten befüllt werden.

Für Pause und Park

Dattel-Mandel-Kuchen

10–12 Stück

250 g Bitterschokolade
150 g Butter
150 g getrocknete Datteln (ohne Stein)
5 Eier
100 g Vollrohrzucker
1 EL Zimtpulver
1/4 TL Nelkenpulver
150 g Mandeln, gemahlen
100 g Mandelstifte
1 Prise Salz

Die Bitterschokolade grob zerkleinern und mit der Butter in eine Metallschüssel geben. In einem Topf ein warmes Wasserbad bereiten und Schokolade mit Butter darin schmelzen. Den Backofen auf 180 °C vorheizen. Eine Springform (Ø 24 cm) oder eine Kastenform (Länge etwa 28 cm) mit Backpapier auslegen. Datteln fein hacken. 3 Eier trennen und das Eiklar mit etwas Salz zu steifem Schnee aufschlagen.

Zucker, Eidotter und die restlichen Eier mit dem Handmixer cremig aufschlagen. Die Schokoladenbutter unterrühren. Dann Datteln, Zimt-, Nelkenpulver, gemahlene Mandeln und Mandelstifte dazugeben und die Masse gut verrühren. Eischnee vorsichtig unterheben. Den Teig in die vorbereitete Form geben und im Backofen 40 bis 45 Minuten backen. Etwas auskühlen lassen und dann aus der Form stürzen.

Datteln

Datteln sind gute Energiespender für unterwegs. Sie enthalten Eiweiß, Vitamin A, Vitamin B_{12}, Kalium, Kalzium, Phosphor, Eisen, Magnesium, Zink, Kupfer und vor allem Kohlenhydrate, die eine langfristige Kalorienzufuhr und einen schnellen Energieschub garantieren. Datteln sind auch gut für die Verdauung, und in der Naturmedizin werden der edlen Frucht auch Heilwirkungen, vor allem gegen Entzündungen im Mund und Rachen bzw. bei Halsschmerzen nachgesagt.

Ab 1 Jahr
Glutenfrei

Für Pause und Park

Kinderpunsch/ Kinderbowle

10–12 Portionen

Kinderpunsch
1 Liter Wasser
3 Teebeutel Früchtetee
1 Zimtrinde, 3 Gewürznelken
Honig nach Geschmack
2 Orangen, 1 Zitrone

Kinderbowle
2 Honigmelonen
1 Zitrone
2 EL Vanillezucker
2 EL Zucker
1 Liter Apfelsaft
1 Liter Orangensaft
1 Orange, unbehandelt
1 Zitrone, unbehandelt
2 Gewürznelken
1 Liter Mineralwasser

Kinderpunsch: Wasser in einem großen Topf zum Kochen bringen und darin Teebeutel, Zimtrinde und Gewürznelken 10 Minuten ziehen lassen. Teebeutel, Zimtrinde und Gewürznelken entfernen und nach Geschmack mit Honig süßen. Orangen und Zitrone auspressen, den Saft zum Tee gießen, gut verrühren und warm servieren.

Kinderbowle: Die Melonen halbieren, vierteln, Kerne entfernen und schälen. Die Melone in kleine Würfel schneiden und in eine große Schüssel oder einen Krug geben. Die Zitrone auspressen und mit Vanillezucker und Zucker über die Melonenstücke geben. Apfel- und Orangensaft darübergießen. Die Orange und Zitrone gut waschen, in Scheiben schneiden und mit den Nelken in die Bowle geben. Die Bowle zugedeckt etwa 6 Stunden im Kühlschrank durchziehen lassen. Kurz vor dem Servieren die Orangen-, Zitronenscheiben und Nelken entfernen. Bowle mit Mineralwasser aufgießen, umrühren und servieren.

Ab 1 Jahr

Glutenfrei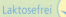

Laktosefrei

Für Pause und Park

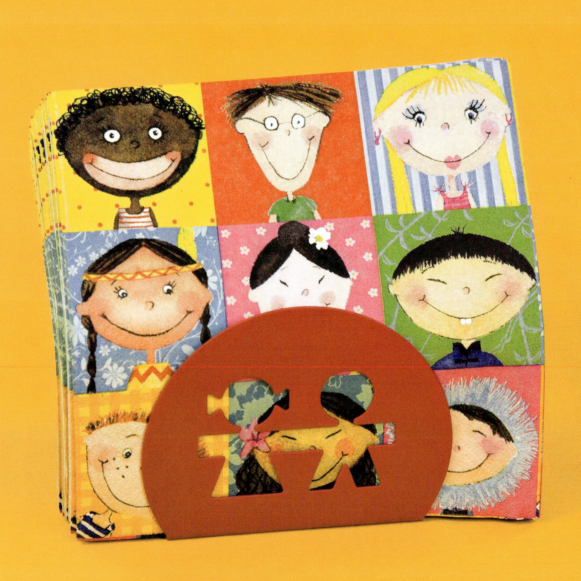

Rezepte für
Mittag
und Abend

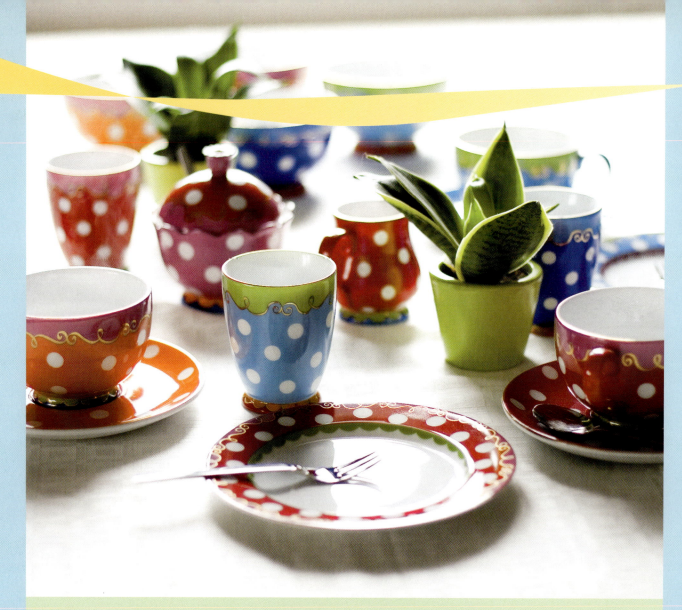

Ein schön gedeckter Tisch fördert die Freude am Essen.

Esskultur fördern

Möchte Ihr Kind immer nur Pommes, Nudeln oder Fischstäbchen? Sie sind mit dieser Thematik nicht allein, und wahrscheinlich lassen sich Stunden damit verbringen, dieses Verhalten zu diskutieren. Eine wichtige Aufgabe der Eltern ist es, die Kinder zu fördern und ihnen alltägliche Kulturtechniken zu lehren, so wie Sie es auch bei anderen Dingen des Lebens machen: Sie üben mit Ihren Kindern, wie sie sich anziehen, Schuhe zubinden oder Zähne putzen, Sie lehren Rad zu fahren, erzählen Geschichten und vieles mehr.

So kann es auch beim Essen gehen. Fördern Sie Ihr Kind und tischen Sie immer wieder mal Neues auf, erzählen Sie Geschichten zu den Speisen und binden Sie Ihre Sprösslinge beim Einkauf und bei der Zubereitung ein.

Für Mittag und Abend

So macht es allen gleich viel mehr Spaß. Sie fühlen sich nicht mehr als Dienstmädchen oder Arbeitskraft für Ihre Lieben, die es letztendlich nicht zu würdigen wissen und die liebevoll zubereiteten Mahlzeiten einfach verweigern. Oft haben Erwachsene auch sehr einseitige Vorstellungen von einem schmackhaften Essen. Neue Geschmackserlebnisse werden Kindern oft wegen persönlicher Vorlieben oder Abneigungen vorenthalten, oder es herrscht die Meinung, dass dies nichts für einen Kindergaumen ist – wie z. B. bei Oliven, Fisch oder ausgefallenerem Gemüse.

Manchmal lassen Eltern sich auch schnell entmutigen, weil eine Zutat abgelehnt wurde. Hier ist Geduld gefragt, und Sie sollten nicht müde werden, eine vielfältige und abwechslungsreiche Auswahl anzubieten.

Auch wenn Sie vielleicht nicht so gute Erinnerungen an Ihre eigene Kindheit haben, mit strengen Regeln und ruhigem Sitzen bei Tisch. Eine Regelmäßigkeit bei den Mahlzeiten und feste Zeiten für Mittag- oder Abendessen geben Kindern Sicherheit und Orientierung. Ein gemeinsames Mittagessen dient der Kommunikation, dem Austausch von Neuigkeiten und fördert das Gemeinschaftsgefühl.

Folgende Regeln und Rituale können hilfreich sein:

- Essen am Tisch und nicht nebenbei beim Spielen oder Lernen – das zeigt, dass Kinder zur Gemeinschaft gehören.
- Tischmanieren und Höflichkeit fördern, z. B. erst mit dem Essen beginnen, wenn alle etwas auf dem Teller haben. So altmodisch das klingt, so banale Dinge sind heute wieder wichtig im Umgang mit anderen.
- Wünschen Sie sich „Guten Appetit" oder erfinden Sie einen gemeinsamen Tischspruch.

- Legen Sie Wert auf Atmosphäre – Blumen, Kerze, schöne Gläser, Teller oder Servietten fördern die Freude am Essen.

Nutzen Sie die Rezepte der folgenden Seiten als Anregung für eine ausgewogene Auswahl bei den Zutaten und eine kulinarische Entdeckungsreise.

Mit Kindern kochen – Tipps und Tricks

- Erstellen Sie einen Speiseplan für die Woche und planen Sie auch einzelne Tätigkeiten wie Tisch decken, Tisch abräumen oder Frühstück auswählen ein. Sie können die einzelnen Tätigkeiten auf einzelne Zettel schreiben und per Los ermitteln, wer was tun darf.
- Kinder haben großen Spaß daran, wenn sie in das Geschehen aktiv eingebunden werden. Nehmen Sie sich am Wochenende Zeit und probieren Sie gemeinsam neue Rezepte aus. Zeigen Sie Ihren Kindern verschiedene (Getreide-)Zutaten. Erklären Sie ihnen, wie sie entstehen und woher sie kommen. Besichtigen Sie gemeinsam einen Bauernhof oder Imker – die Zutaten verlieren dadurch ihre Anonymität und wecken Begeisterung.
- Erstellen Sie ein gemeinsames Kochbuch mit allen Lieblingsrezepten! Jedes Rezept, das schmeckt, wird mit Foto, Zeichnung und Beschreibung verewigt. Bei Bedarf haben Sie dann eine schöne Liste zur Verfügung, aus der Sie gemeinsam auswählen können.
- Lassen Sie Ihre Kinder Rezepte erfinden! Die kindliche Fantasie hat oft ungewöhnliche Kreationen parat.

Für Mittag und Abend

Dinkelsuppe mit Gemüse

2–3 Portionen

4 EL Dinkelschrot
600 ml Wasser oder Gemüsebrühe
300 g Gemüse der Saison, z. B. Hokkaidokürbis
1 kleine Zwiebel
Pfeffer aus der Mühle
1 Prise Salz
1/2 Bund Petersilie
1/2 TL Curcumapulver (Gelbwurz)
4 EL Kürbiskerne

Dinkelschrot in einem Kochtopf unter ständigem Rühren anrösten, bis ein angenehmer Getreideduft in die Nase steigt. Anschließend mit Gemüsebrühe aufgießen.

Gemüse und Zwiebel schälen, in kleine Würfel schneiden bzw. fein hacken und zur Suppe geben. Mit Pfeffer und Salz abschmecken und etwa 15 Minuten weich kochen. Petersilie fein hacken und mit Curcumapulver zur Suppe geben.

Kürbiskerne in einer Pfanne ohne Fett anrösten und die Suppe mit Kürbiskernen bestreut servieren.

Dinkel

Dinkel (Triticum spelta) zählt zu den ältesten Getreidearten der Menschheit. Er war bereits 2500 v. Chr. in Europa heimisch und machte den Hauptteil des Getreideanbaus aus. Hinsichtlich des Gehalts an essenziellen Aminosäuren übertrifft Dinkel die meisten Weizenarten, wodurch heiter stimmende Hormone angeregt werden. Weiterhin enthält Dinkel die Vitamine B_1 und B_2, Kalium, Kalzium, Magnesium sowie die Spurenelemente Zink, Eisen und Kupfer. Ungewöhnlich ist der hohe Gehalt an Kieselsäure, die sich positiv auf Denkvermögen und Konzentration sowie die Gesundheit von Haut, Haaren und Nägel auswirkt.

Ab 1 Jahr

Laktosefrei

Für Mittag und Abend

Rote-Rüben-Apfel-Suppe

3–4 Portionen

2 Rote Rüben
1 EL Olivenöl
1/2 Zwiebel
Pfeffer aus der Mühle
1 Prise Kümmelpulver
600 ml Wasser oder Gemüsebrühe
1 Prise Salz
1 Apfel

Rote Rüben schälen und in Würfel schneiden. Zwiebel fein hacken. Öl in einem Topf erhitzen und die Zwiebel darin goldgelb anbraten. Rote Rüben zugeben und kurz dünsten.

Mit Pfeffer und Kümmelpulver würzen und dann mit Wasser oder Gemüsebrühe aufgießen. Apfel schälen, entkernen und in Würfel schneiden, zur Suppe geben und für 25 bis 30 Minuten das Gemüse weich kochen. Die Suppe pürieren und nochmals abschmecken. In tiefen Tellern servieren.

Rote Rüben

Rote Rüben galten einst als Naturheilmittel und gehören zu den wichtigsten heimischen Gemüsepflanzen. Heute ist die köstliche Erdfrucht meist in Vergessenheit geraten. In manchen Ländern gehören Rote Rüben zur Landesküche, die Russen lieben sie im „Borschtsch", einem üppigen Gemüseeintopf. In Frankreich bevorzugt man sie als Teil von Rohkostplatten – allerdings in gekochtem Zustand. In Italien verwendet man sie für die verschiedensten Gerichte und zum Färben von Nudeln.
Rote Rüben lassen sich vielfältig zubereiten und haben eine Menge Vitamine und Mineralstoffe zu bieten. Gerade richtig, um im Winter unsere Abwehrkraft zu stärken. Rote Rüben sind vor allem eine gute Quelle für Folsäure. Auch der Eisengehalt ist erwähnenswert, und für Heranwachsende sind Rote Rüben eine gute Unterstützung für die Eisenversorgung.

Ab 1 Jahr
Glutenfrei
Laktosefrei

Für Mittag und Abend

Karottensuppe

3–4 Portionen

750 ml Wasser oder Gemüsebrühe
500 g Karotten
100 g Kartoffeln
2 EL Cashewmus
1 Prise Salz
Pfeffer aus der Mühle
1 Prise Zucker
50 g Cashewnüsse

Wasser oder Gemüsebrühe erhitzen. Karotten und Kartoffeln schälen, in Würfel schneiden und zur Suppe geben. Die Suppe zugedeckt 20 bis 25 Minuten kochen.

Anschließend die Suppe mit einem Stabmixer pürieren und mit Cashewmus, Salz, Pfeffer und Zucker abschmecken. Nochmals gut durchrühren.

Eine beschichtete Pfanne erhitzen und die Cashewnüsse kurz bräunen. Suppe mit Cashews bestreut servieren.

Karotten

Karotten wachsen zwar in den dunklen Tiefen der Erde, doch schon allein ihre leuchtend orange Farbe bringt Sonne ins Gemüt. Die Karotte ist das Gemüse mit dem höchsten Carotingehalt. Betacarotin wird durch Kochen gut verfügbar und zu Vitamin A umgewandelt. Vor allem in Verbindung mit Fett wird Vitamin A gut vom Körper aufgenommen. Deshalb sollten Karotten stets mit etwas Butter oder Öl zubereitet werden. Vitamin A ist unentbehrlich für die Sehfunktion sowie für das Wachstum der Zellen und der Haut. Neben Betacarotin enthalten Karotten auch Selen, ein Mineralstoff, der vor „freien Radikalen" schützt und die Immunabwehr steigert.

Ab 2 Jahren ☺
Glutenfrei ✗
Laktosefrei ✓

Für Mittag und Abend

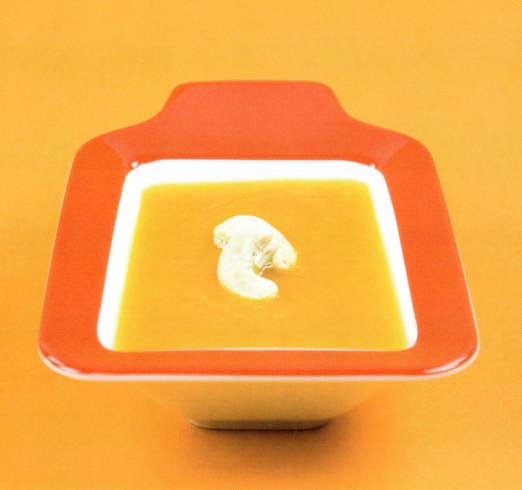

Kürbis orientalisch

4–6 Portionen

1 Muskatkürbis (ca. 2,5 kg)
2 Karotten, 100 g Porree
1 Zwiebel, 1 Knoblauchzehe
2 EL Olivenöl
250 g Rindsfaschiertes
1 TL Ingwer, fein gerieben
1/2 TL Kreuzkümmel
1 EL mildes Currypulver
1 Prise Kardamompulver
1 Prise Salz
100 ml Wasser oder Gemüsebrühe
1/2 Bund Petersilie
1/2 TL Paprikapulver
1 Prise Curcumapulver (Gelbwurz)
1 Prise Zimtpulver
50 g getrocknete Marillen oder Softaprikosen
1 Ei

Ab 1 Jahr
Glutenfrei
Laktosefrei

Backofen auf 200 °C vorheizen. Vom Kürbis mit einem großen Messer den Deckel abschneiden und mit einem Löffel aushöhlen, Kerne und Fasern gut entfernen. Karotten und Porree waschen, putzen und in kleine Würfel schneiden. Zwiebel und Knoblauch fein hacken. Öl in einem Topf erhitzen und Zwiebel mit Knoblauch darin andünsten. Dann das Rindsfaschierte und die Gemüsewürfel zugeben und unter Rühren kräftig anbraten. Mit Ingwer, Kreuzkümmel, Curry- und Kardamompulver und Salz abschmecken. Nach Bedarf mit Wasser oder Gemüsebrühe aufgießen und die Mischung einige Minuten dünsten. Dann den Topf vom Herd nehmen. Petersilie fein hacken und mit Paprika-, Curcuma-, Zimtpulver und klein geschnittenen Marillen unterrühren. Zum Schluss das Ei dazugeben. Den Kürbis mit der Mischung füllen und im Backofen 60 bis 70 Minuten weich garen.

Vor dem Servieren kurz rasten lassen, dann den Kürbis mit einem großen Messer zuerst halbieren und dann vierteln.

Küchentipp
Den fantastisch duftenden Kürbis am besten mit Basmatireis oder Hirse servieren.

Für Mittag und Abend

Fisolen mit Béchamelsoße

2–3 Portionen

300 g Fisolen
1 Zwiebel
200 g Champignons
6 getrocknete Tomaten
2 EL Olivenöl
30 g Butter
2 EL Dinkelmehl
250 ml (Soja- oder Reis-)Milch
Pfeffer aus der Mühle
1 Prise Salz
1 Prise Paprikapulver
50 g geriebener Parmesan

Fisolen waschen, die Enden abschneiden und in Salzwasser 5 bis 7 Minuten knackig kochen. Backofen auf 180 °C vorheizen. Zwiebel schälen und in Ringe schneiden. Champignons mit einem feuchten Tuch säubern und in Scheiben schneiden. Getrocknete Tomaten in Streifen schneiden. Olivenöl in einer Pfanne erhitzen, Zwiebel darin glasig dünsten und dann die Champignons und Tomaten zufügen. Einige Minuten braten und dann beiseitestellen. In einem mittelgroßen Topf die Butter schmelzen, Dinkelmehl einrühren, mit Milch aufgießen und mit Pfeffer, Salz und Paprikapulver abschmecken. Unter ständigem Rühren erhitzen, bis eine cremige Béchamelsoße entsteht.

Eine Auflaufform mit Butter einfetten und die gekochten Fisolen auf den Boden legen. Die Champignon-Zwiebel-Mischung darauf verteilen. Béchamelsoße darübergießen und geriebenen Parmesan darüberstreuen. Im Backofen 25 bis 30 Minuten backen, bis der Käse goldbraun ist.

Fisolen
Fisolen sollten niemals roh verzehrt werden, da sie den Giftstoff Phasein enthalten. Kochen Sie die Fisolen bissfest, um das Phasein vollständig zu zerstören.

Ab 2 Jahren

Für Mittag und Abend

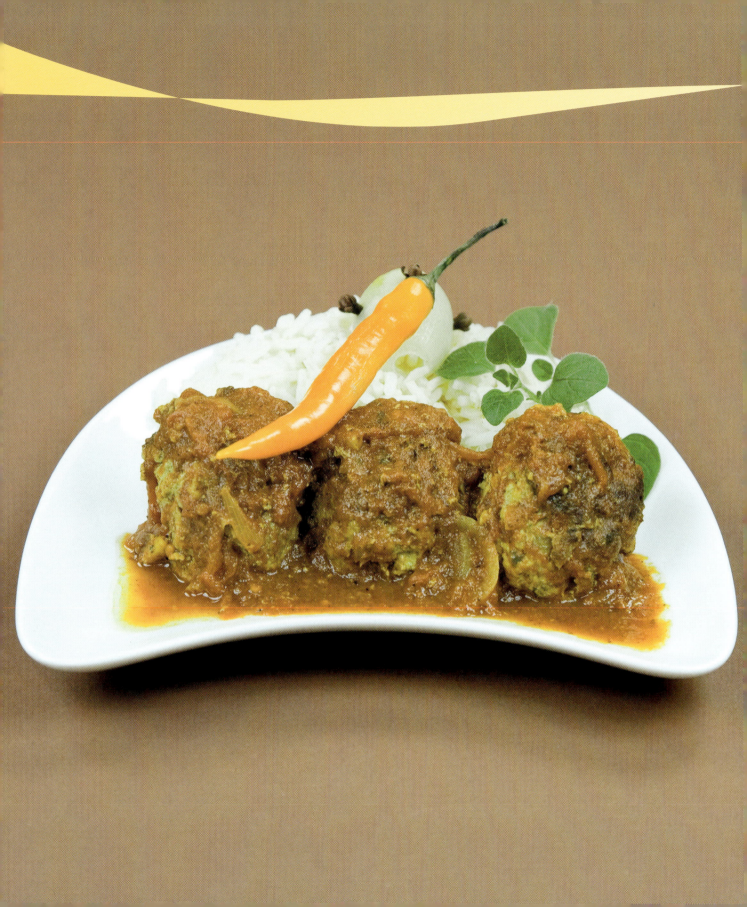

Fleischbällchen in Tomatensoße

4–6 Portionen

2 Tassen Reis
4 Tassen Wasser
1 Zwiebel
4 Gewürznelken
1 Zwiebel
500 g Faschiertes
1 EL gehackte Pfefferminze
1 TL geriebener Ingwer
1 Prise Salz
Pfeffer aus der Mühle
1 Ei
Sonnenblumenöl zum Braten
1 Dose geschälte Tomaten
1 Zwiebel
1 Knoblauchzehe
1/2 TL Paprikapulver
1/4 TL Curcumapulver (Gelbwurz)
1 Zimtstange

Reis waschen und mit Wasser in einem Topf aufkochen. Zwiebel schälen und mit Nelken spicken. Die Zwiebel in die Mitte vom Reis legen und den Reis zugedeckt bei mittlerer Hitze 15 bis 20 Minuten weich kochen.

In der Zwischenzeit Zwiebel schälen, fein hacken und mit dem Faschierten, der gehackten Minze, dem geriebenen Ingwer, Salz, Pfeffer und 1 Ei in einer Schüssel mit den Händen gut vermengen.

In einer Pfanne Sonnenblumenöl erhitzen und aus dem Faschierten kleine Bällchen formen, die auf allen Seiten knusprig braun gebraten werden. Bällchen dann auf Küchenpapier abtropfen lassen.

In einem weiteren Topf etwas Sonnenblumenöl erhitzen. Zwiebel schälen, in Ringe schneiden und im Öl glasig dünsten. Knoblauch schälen, in Scheiben schneiden und mit den geschälten Tomaten zur Zwiebel geben. Die Tomatensoße mit Paprika-, Curcumapulver und Zimtstange würzen. Dann die Fleischbällchen in die Soße legen und zugedeckt etwa 20 Minuten bei mittlerer Hitze kochen. Die Fleischbällchen mit Soße und Reis servieren.

Ab 1 Jahr
Glutenfrei
Laktosefrei

Für Mittag und Abend

Knabberkeulen mit Gemüsereis

2–3 Portionen

4 Hühnerkeulen
1 EL Rapsöl
3 EL Tomatenmark
1 TL Paprikapulver
1 Prise Salz
Pfeffer aus der Mühle
250 g gemischtes Gemüse nach Saison (z. B. Maiskörner, Erbsen, Paprikawürfel, Karottenscheiben, Champignons)
1 EL Olivenöl
150 g gekochter Reis
1 EL Sojasoße

Backofen auf 180 °C vorheizen. Hühnerkeulen waschen und trocken tupfen. Aus Öl, Tomatenmark, Paprikapulver, Salz und Pfeffer eine Marinade bereiten und die Hühnerkeulen gut damit einreiben.

Backblech mit Backpapier auslegen und die Hühnerkeulen darauflegen. Im Backofen etwa 30 Minuten knusprig braten, nach 15 Minuten die Hühnerkeulen wenden.

Gemüse waschen und in Würfel oder Scheiben schneiden. Olivenöl in einer Pfanne erhitzen und das Gemüse kurz andünsten. Den gekochten Reis zugeben, mit Salz, Pfeffer und Sojasoße abschmecken.

Hühnerkeulen mit Gemüsereis heiß servieren.

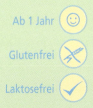

Ab 1 Jahr
Glutenfrei
Laktosefrei

Für Mittag und Abend

Kürbisgulasch mit Huhn und Hirse

2–3 Portionen

1 Tasse Hirse
2 Tassen Wasser oder Gemüsebrühe
400 g Kürbis (Hokkaido oder Butternuss)
1 Zwiebel
2 EL Rapsöl
Pfeffer aus der Mühle
1 Prise Salz
1 Prise Paprikapulver
200 g Hühnerfilet
1/2 Bund Petersilie oder Koriander

Hirse mit heißem Wasser waschen und mit der doppelten Menge Wasser in einem Topf aufkochen. Nach dem Aufkochen zugedeckt auf kleiner Flamme 15 bis 20 Minuten ausquellen lassen.

Kürbis schälen und in mittelgroße Würfel schneiden. Zwiebel fein hacken. In einer Pfanne das Rapsöl erhitzen und die Zwiebel darin anschwitzen. Kürbiswürfel zugeben und mit Pfeffer, Salz und Paprikapulver abschmecken. Hühnerfilet in Streifen oder Würfel schneiden und zum Kürbis geben. Bei Bedarf etwas Wasser zugeben und zugedeckt 12 bis 15 Minuten dünsten. Petersilie oder Koriander fein hacken und Hirse damit vermischen. Kürbisgulasch mit Hirse anrichten.

Hirse

Hirse hat einen herzhaften, leicht nussigen Geschmack und ist sehr bekömmlich. Sie enthält viele Mineralstoffe und Vitamine, vor allem ist sie bekannt für ihren hohen Gehalt an Fluor- und Kieselsäure, die gut für den Zahnaufbau, gesunde Haut, kräftige Nägel und Haare sind.
Hirse ist auch ein guter Ersatz bei Weizen- oder Glutenunverträglichkeit, und durch die kurze Kochzeit ist Hirse eine schöne Abwechslung zu Reis. Hirse kann sowohl süß als auch pikant zubereitet werden.

Ab 1 Jahr
Glutenfrei
Laktosefrei

Für Mittag und Abend

Lachssticks mit Gemüse

2–3 Portionen

200 g Lachsfilet ohne Haut
1 EL Honig
2 EL Olivenöl
1 Prise Salz
Pfeffer aus der Mühle
250 g Gemüse der Saison
(z. B. Paprika, Fenchel,
Zucchini, Cocktailtomaten)
1/2 TL Basilikum, getrocknet
10 Zahnstocher

Backofen auf 180 °C vorheizen. Lachsfilet waschen, trocken tupfen und in etwa 4 cm lange und 2 cm breite Streifen schneiden. Aus Honig, 1 EL Olivenöl, Salz und Pfeffer eine Marinade bereiten und die Lachsstücke damit einreiben. Backblech mit Backpapier auslegen, die Lachsstücke gleichmäßig darauf verteilen. Das Gemüse waschen und in mundgerechte Stücke schneiden. Gemüse in eine Auflaufform geben und mit 1 EL Olivenöl, Salz, Pfeffer und getrocknetem Basilikum vermischen.

Lachs und Gemüse im Backofen 15 bis 20 Minuten knusprig braten. Das Gemüse und den Lachs hin und wieder wenden bzw. umrühren, damit alles gleichmäßig garen kann. Die Lachsstücke dann auf Zahnstocher spießen und auf einer Platte mit dem Ofengemüse anrichten.

Lachs

Lachs ist sehr gut verträglich und enthält viele essenzielle Omega-3-Fettsäuren. Eine Fischmahlzeit deckt fast den ganzen Tagesbedarf an Vitaminen der B-Gruppe. Fettreiche Fische enthalten außerdem die Vitamine A und D. Letzteres stärkt die Knochen, Zähne, Nerven und das Immunsystem. Vitamin B_{12} beeinflusst die Bildung der roten Blutkörperchen und ist am Aufbau anderer Körperzellen beteiligt. Fisch ist außerdem reich an Jod, das für die Schilddrüse notwendig ist.

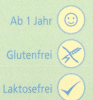

Ab 1 Jahr
Glutenfrei
Laktosefrei

Für Mittag und Abend

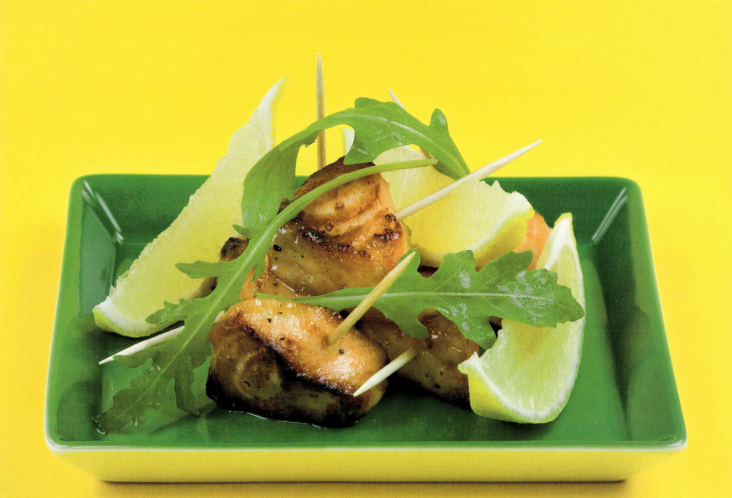

Kinderpizza

8–10 Stück

150 g Weizenmehl
1 TL Backpulver
50 g Butter
125 ml Buttermilch
1 Prise Salz
5 EL Tomatenmark
3 Scheiben Schinken
80 g Mozzarella
6 EL Pizzakäse
5 entkernte Oliven
1/2 TL Oregano

Ofen auf 180 °C vorheizen. Backblech mit Backpapier auslegen. Butter in kleine Stücke schneiden. Mehl mit Backpulver und den Butterstücken vermengen, bis der Teig krümelig ist. Buttermilch dazugeben und gut verrühren. Den Teig in der Schüssel oder auf einer bemehlten Arbeitsfläche vorsichtig mit den Händen durchkneten. Anschließend etwa 3 mm dünn ausrollen. 5 bis 7 cm große Kreise ausschneiden (beispielsweise eine Kaffeetasse umstürzen und Kreise unter leichtem Drehen ausstechen) und auf das Blech legen.

Mozzarella in Würfel schneiden, Schinken in feine Streifen schneiden, Oliven in kleine Stücke schneiden. Das Tomatenmark mit einem Löffel gleichmäßig auf die Pizzaböden verteilen. Dann nach Lust und Laune die Pizzen mit Schinken, Mozzarella, Oliven und Pizzakäse belegen. Etwas Oregano auf die fertig belegten Pizzen streuen und 12 bis 15 Minuten im vorgeheizten Backrohr backen.

Küchentipp
Die kleinen Pizzen sind gut geeignet als Proviant, da sie auch kalt gegessen werden können.

Ab 1 Jahr

Für Mittag und Abend

Wokgemüse mit Hühnerflügeln

2 Portionen

100 g Quinoa
4 Hühnerflügeln
Sojasoße
70 g Brokkoli
40 g Karotten
60 g Fenchel
80 g Champignons
1 Scheibe Ingwer
1 Knoblauchzehe
1 TL Sesamöl
1 EL Rapsöl
40 ml Gemüsebrühe
2 EL Sojasoße
1 Prise Zimtpulver
1 Prise Salz

Backofen auf 180 °C vorheizen. Ein Backblech mit Backpapier auslegen. Quinoa waschen und in einem Topf mit der doppelten Menge Wasser aufkochen, zugedeckt bei mittlerer Hitze 20 Minuten weich kochen. Hühnerflügeln mit Sojasoße einreiben, auf das Backblech legen und im vorgeheizten Backofen etwa 30 Minuten knusprig braten. Die Hühnerflügel hin und wieder wenden, damit sie auf allen Seiten gut bräunen können.

In der Zwischenzeit Brokkoli waschen und in Röschen zerteilen. Karotte waschen, schälen und in dünne Scheiben schneiden. Fenchel waschen und in Streifen schneiden. Mit Küchenpapier die Erde von den Champignons putzen, den Stiel entfernen und die Champignons vierteln. Eine Scheibe Ingwer und die Knoblauchzehe schälen und fein hacken. Den Wok mit Sesamöl und Rapsöl erhitzen. Gehackten Knoblauch und Ingwer kurz andünsten und nacheinander Brokkoli, Karotten, Fenchel und Champignons dazu geben. Unter ständigem Rühren scharf anbraten. Nach etwa 3 Minuten mit Gemüsebrühe und Sojasoße aufgießen und mit Zimt abschmecken. Sobald das Gemüse knackig gebraten ist, den Wok zugedeckt zur Seite stellen. Hühnerflügeln bei Bedarf mit der Grillfunktion 3 bis 5 Minuten knusprig braten. Quinoa in Schüsseln anrichten, Wokgemüse darauf verteilen und Hühnerflügeln dazu anrichten. Das Knabbern kann beginnen!

Ab 2 Jahren
Glutenfrei
Laktosefrei

Für Mittag und Abend

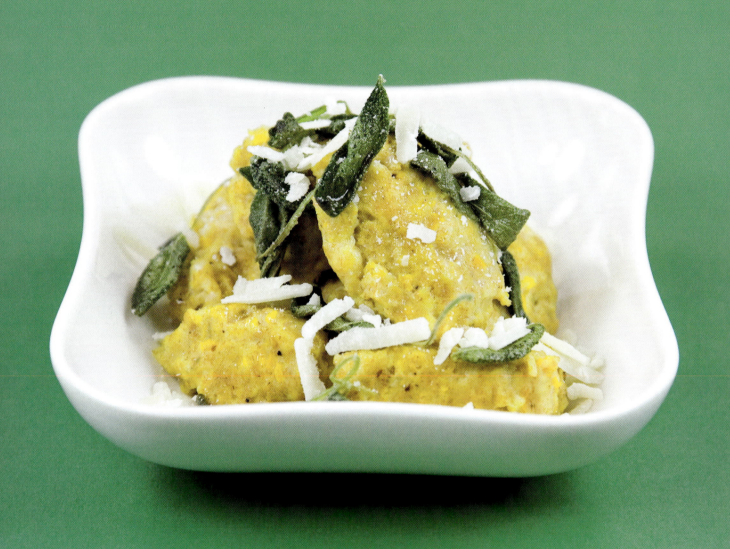

Kürbisnockerln mit Salbeibutter

2–3 Portionen

200 g Kürbis
1 EL Olivenöl
100 g Frischkäse
1 Ei
100 g Dinkelmehl
1 Prise Salz
Pfeffer aus der Mühle
3 EL Parmesan, gerieben
1 Prise Muskatnuss
10 g Butter
10 Salbeiblätter

Das Kürbisfleisch grob reiben und in einer Pfanne in Olivenöl einige Minuten andünsten. Kürbis in einer Schüssel mit Frischkäse, Ei, Dinkelmehl, Salz, Pfeffer, Parmesan und Muskatnuss zu einem Teig verarbeiten. Den Teig im Kühlschrank kurz ruhen lassen.

In einem großen Topf Salzwasser erhitzen und mit 2 Esslöffeln aus dem Teig Nockerln formen. Die Nockerln in siedendem Wasser etwa 5 Minuten ziehen lassen; sobald sie an der Oberfläche schwimmen, sind sie fertig. Die Nockerln in ein Sieb abgießen und abtropfen lassen.

Butter im Topf schmelzen und die Salbeiblätter darin etwas anbraten. Nockerln auf Teller verteilen und mit der Salbeibutter sofort heiß servieren.

Küchentipp
Dazu einen gemischten Salat oder Vogerlsalat reichen.

Ab 1 Jahr

Für Mittag und Abend

Grüne Nudeln mit Lachs und Champignons

2 Portionen

100 g Lachsfilet (ohne Haut)
70 g Champignons
Wasser
100 g grüne Bandnudeln
1 EL Olivenöl
50 ml Schlagobers oder Sojaobers
1 Prise Salz
Pfeffer aus der Mühle
Basilikum zum Garnieren

Lachsfilet waschen, trocken tupfen und in kleine Würfel schneiden. Champignons mit Küchenpapier von der Erde befreien, die Strünke abschneiden und in dünne Scheiben schneiden.

Wasser für Nudeln aufkochen, salzen und die Nudeln etwa 12 Minuten al dente kochen.

In der Zwischenzeit Olivenöl in einer Pfanne erhitzen, Lachswürfel bei mittlerer Hitze anbraten, Champignons dazugeben und kurz mitbraten. Mit Schlagobers aufgießen und zu einer sämigen Soße einkochen. Mit Salz und Pfeffer abschmecken.

Die Nudeln abgießen, abtropfen lassen und gut mit der Soße vermischen. Mit zerzupften Basilikumblättern garniert servieren.

Ab 1 Jahr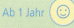

Hühnersuppen-Nudel-Eintopf

(Rezeptfoto auf Seite 4)

4–6 Portionen

300 g Hühnerteile
(Brust, Flügel, Keulen)
300 g Gemüse (Karotten,
Sellerie, Porree)
1 Lorbeerblatt
4 Wacholderbeeren
1 Scheibe Ingwer
1 Sternanis
100 g Shiitakepilze
100 g Buchweizennudeln
2 EL Sojasoße
1/2 Bund Petersilie

Hühnerteile mit Wasser aufkochen. Den entstehenden Schaum abschöpfen bzw. noch besser das gesamte Wasser wegschütten, Topf ausspülen und die Hühnerteile mit frischem Wasser neu aufsetzen. Gemüse waschen, putzen, in Stücke schneiden und zur Suppe geben. Mit Lorbeerblatt, Wacholderbeeren, Ingwer und Sternanis würzen. Die Suppe zugedeckt bei mittlerer Hitze 45 Minuten kochen lassen.

Shiitakepilze putzen, in Streifen schneiden und mit den Nudeln zur Suppe geben. Weitere 8 bis 10 Minuten die Suppe köcheln lassen. Mit Sojasoße abschmecken und Petersilie fein hacken. Am besten heiß servieren.

Shiitakepilze

Der Shiitakepilz ist immer häufiger ganzjährig im Supermarkt erhältlich. Er wird in Japan und China seit Jahrhunderten in großen Mengen wegen des beliebten „Umami"-Geschmacks als Würz- und Speisepilz, aber auch als Lebenselixier verzehrt. Nach den Champignons sind Shiitakepilze inzwischen der zweithäufigste Speisepilz der Welt. Er ist eine wertvolle pflanzliche Quelle für Eiweiß und enthält vor allem Kalium und Zink zur Aktivierung des Immunsystems. Außerdem enthält er die Vitamine B_1, B_2 und D, und auch die cholesterinsenkende Wirkung wird immer wieder hervorgehoben. Aus Shiitakepilzen hergestellte Arzneimittel werden in der Krebs- und Aidstherapie eingesetzt.

Ab 1 Jahr
Glutenfrei
Laktosefrei

Für Mittag und Abend

Fenchel-Orangen-Lachs

2–3 Portionen

200 g Lachsfilet (ohne Haut)
Butter für die Form
2 Orangen
1 Fenchelknolle
1 Prise Salz
Pfeffer aus der Mühle

Backofen auf 180 °C vorheizen.

Lachsfilet waschen und in etwa 5 cm breite Streifen schneiden. Eine Auflaufform mit etwas Butter ausfetten. Orangen schälen, Fruchtfleisch als Filets herausschneiden und austretenden Saft auffangen. Fenchel waschen, halbieren, den Strunk herausschneiden und in dünne Streifen schneiden.

In der Auflaufform abwechselnd Lachs, Fenchel und Orangenfilets gleichmäßig verteilen. Mit Salz und Pfeffer würzen und Orangensaft darüber verteilen. Im Backofen 25 bis 30 Minuten backen.

Fenchel

Man liebt ihn oder man hasst ihn – den süßlichen Geschmack des Fenchels, der dem von Anis oder Lakritze sehr ähnlich ist. Wenn er Ihrem Kind nicht gleich von Anfang an schmeckt, bringen Sie ihn immer wieder auf den Tisch. Es lohnt sich, denn Fenchel ist voll von Vitaminen und Mineralstoffen. Er enthält etwa doppelt so viel Vitamin C wie Zitrusfrüchte, außerordentlich viel Betacarotin, Vitamin K, Folsäure, Kalium, Kalzium, Eisen und Magnesium. Fenchelgemüse ist leicht verdaulich, beruhigend für Magen und Darm und reguliert die Verdauung. Weiterhin wirkt er stärkend auf das Immunsystem und steigert die Zelltätigkeit.

Ab 1 Jahr
Glutenfrei
Laktosefrei

Für Mittag und Abend

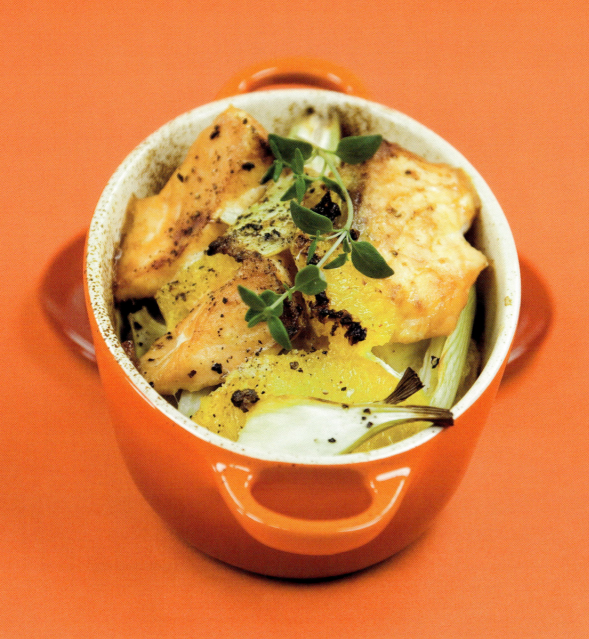

Linsen-Gemüse-Risotto

2–3 Portionen

80 g Linsen
80 g Naturreis
1 Lorbeerblatt
500 ml Wasser oder Gemüsebrühe
1 kleine Zwiebel
1 EL Butter
60 g Karotten
60 g Knollensellerie
60 g Lauch
60 g Chinakohl
1 TL Thymian, getrocknet
1/2 TL Liebstöckel
1 TL Majoran, getrocknet
Pfeffer aus der Mühle
1 Prise Salz
1/2 Bund Petersilie

Linsen und Naturreis mit dem Lorbeerblatt 6 bis 10 Stunden in Wasser einweichen.

Die Zwiebel schälen, fein hacken und in 1 EL Butter glasig dünsten. Die Reis-Linsen-Mischung abseihen, kurz mit klarem Wasser spülen und zur Zwiebel geben. Mit Wasser oder Gemüsebrühe aufgießen und bei schwacher Hitze etwa 10 Minuten garen.

Inzwischen das Gemüse putzen und waschen. Die Karotten und den Sellerie in kleine Würfel, den Lauch und Chinakohl in schmale Streifen schneiden. Das Gemüse, Thymian, Liebstöckel und Majoran unter den Linsen-Reis mischen. 15 bis 20 Minuten garen, bis der Reis gut aufgequollen ist. Das Lorbeerblatt entfernen. Mit Pfeffer und Salz abschmecken.

Petersilie waschen und fein hacken. Risotto mit Petersilie bestreut servieren.

Ab 1 Jahr
Glutenfrei

Für Mittag und Abend

Eiscreme – selbst gemacht

je 2 Portionen

Mango-Bananen-Eis
1 Banane, 100 g Mangomus
100 ml Orangensaft mit Fruchtfleisch

Apfel-Beeren-Eis
100 ml Apfelsaft
50 g Brombeeren, 50 g Heidelbeeren

Bananen-Eis
2 reife Bananen
2 EL Cashew- oder Mandelmus
1 EL Honig
200 ml Soja- oder Reismilch

Joghurt-Frucht-Eis
250 g Naturjoghurt
Saft einer halben Zitrone
1 EL Staubzucker
1 Marille, 1/2 Birne
50 g Heidelbeeren, 50 g Brombeeren
ein paar Blätter Minze

Ab 1 Jahr

Glutenfrei

Früchte waschen und gut abtropfen lassen. Bananen schälen und in kleine Stücke schneiden. Flüssigkeit (Apfelsaft, Orangensaft, Reis- oder Sojamilch) in einem hohen Gefäß mit den Obststücken und dem Stabmixer zu einem feinen Püree verarbeiten. Das Obstpüree in Eisförmchen füllen und im Gefrierschrank für mindestens 5 Stunden durchkühlen lassen.

Für das Joghurt-Frucht-Eis die Marillen und die Birne schälen, entkernen und pürieren. Die Heidelbeeren und Brombeeren waschen und ebenfalls separat pürieren. Die Minze waschen und klein schneiden. Die Joghurtmasse in zwei Teile teilen und in je die Hälfte das Obstpüree bzw. die Hälfte der Minze unterheben. Eisförmchen zu je der Hälfte mit dem einen und dem anderen Püree füllen und im Gefrierschrank mindestens 5 Stunden – besser über Nacht – durchziehen lassen.

Eis

An heißen Sommertagen geht nichts über ein Eis. Wenn es besonders schnell gehen soll, dann füllen Sie Eisförmchen einfach mit Fruchtsaft oder Fruchtpüree. Nach einigen Stunden im Gefrierschrank ist ein köstliches Eis fertig – garantiert ohne künstliche Farb- und Aromastoffe. Auch Eiswürfel müssen nicht immer nur aus Wasser sein. Obstsäfte oder püriertes Obst eignen sich hervorragend dazu. Sie können auch lustige Formen wie Sterne, Fische, Herzen etc. verwenden – dann gefällt es Ihrem Kind sicher noch besser.

Für Mittag und Abend

Rezepte von A bis Z

A

Apfel-Beeren-Eis 125
Aufstriche
  mit Gemüsesticks 81
Avocadoaufstrich 81

B

Bananen-Eis 125
Bananen-Kakao-Smoothie 95
Bananen-Sesam-Porridge 52
Bananen-Walnuss-Brot 54
Bowle, Kinder- 99
Buttermilch-Nuss-Brot 65

D

Dattel-Mandel-Kuchen 98
Dinkel-Maroni-Creme
  mit Himbeeren 57
Dinkelsuppe mit Gemüse 104

E

Eiscreme – selbst gemacht 125

F

Fisolen mit Béchamelsoße 109
Fleischbällchen
  in Tomatensoße 111
Fenchel-Orangen-Lachs 122

G

Gemüseomelette 68
Gemüsepüree 60
Gemüsesticks, Aufstriche mit 81

H

Haferflocken-Heidelbeer-Auflauf 56
Haferkekse 94
Heidelbeer-Smoothie 95
Himbeer-Mohn-Smoothie 95
Hühner-Sesam-Nuggets 86
Hühnerkeulen
  mit Gemüsereis 112
Hühnersuppen-Nudel-Eintopf 121

J

Joghurt-Frucht-Eis 125
Joghurt mit Fruchtmus 70
Johannisbeergelee
  mit Mangostückchen 78

K

Karfiol mit Bröseln und Ei 69
Karottensuppe 106
Kartoffelsalat, bunter 83
Kichererbsenaufstrich 81
Kürbis orientalisch 108
Kürbisgulasch mit Huhn
  und Hirse 113
Kürbisnockerln
  mit Salbeibutter 119
Kürbistaler 59

L

Lachsburger 89
Lachsschnecken am Spieß 90
Lachssticks mit Gemüse 114
Linsen-Gemüse-Risotto 124

N
Nudeln, grüne mit Lachs und Champignons 120
Nudelsalat mit Tomaten 92
Nusskuchen 53

P
Pancakes, Mini- mit Apfelmus 64
Paprika-Mais-Spieße 87
Pastinakenkuchen 82
Pizza, Kinder- 116
Polentafiguren mit Fruchtmus 67
Punsch, Kinder- 99

Q
Quinoa-Gemüse-Salat 84

R
Reissalat, bunter 91
Reissuppe mit Obst oder Gemüse 61
Rote-Rüben-Apfel-Suppe 105
Rühreitoast 62

S
Schafkäse-Spinat-Muffins 79
Schokoblüten mit Obst 97
Schoko-Grieß-Pudding 73
Sommerfrüchte, überbackene 72

T
Thunfischaufstrich 81

W
Wokgemüse mit Hühnerflügeln 117

Kleiner Küchendolmetscher
Österreichisch – Deutsch

Brösel – Paniermehl
Eidotter – Eigelb
Eiklar – Eiweiß
Faschiertes – Hackfleisch
Fisolen – Brechbohnen
Heidelbeeren – Blaubeeren
Jause – Brotzeit, Pausenmahlzeit
Karfiol – Blumenkohl
Karotte – Möhre, Mohrrübe
Kren – Meerrettich
Lauch – Porree
Marille – Aprikose
Maroni – Maronen, Esskastanien
Nockerl – Klößchen
Orange – Apfelsine
Schlagobers – süße Sahne
Staubzucker – Puderzucker
Topfen – Quark
Vogerlsalat – Feldsalat, Rapunzel
Weckerl – Brötchen
Zwetschke – Pflaume, Zwetschge, Zwetsche

Verwendete Literatur

- **aid PresseInfo Nr.: 29/08**
  vom 16. Juli 2008
- **Allergiekompass der Arbeiterkammer Wien**
  2007
- Burney, Lucy:
  Immunity Foods For Healthy Kids
  Duncan Baird Publishers, 2004
- Elmadfa, I.; Muskat, E.; Fritzsche, D.:
  Die große GU Nährwert Kalorien Tabelle
  2008/2009
- Eugster, Gabi:
  Kinderernährung gesund & richtig
  Urban & Fischer, 2007
- Grillparzer, Marion:
  Körperwissen. Entdecken Sie Ihre innere Welt.
  Gräfe und Unzer Verlag, 2007
- Hanreich, Ingeborg:
  Essen und Trinken im Kleinkindalter
  Verlag Hanreich, 2000
- Hanreich, Ingeborg:
  Rezepte und Tipps für Babys Beikost
  Verlag Hanreich, 2002
- Souci, Fachmann, Kraut:
  Lebensmitteltabelle für die Praxis
  Wissenschaftliche Verlagsgesellschaft mbH,
  Stuttgart, 2004
- Zehetgruber, Rosemarie:
  So gut ... was meinem Baby schmeckt
  AVBuch, 2005
- Zehetgruber, Rosemarie:
  So gut ... was meinem Kleinkind schmeckt
  AVBuch, 2005

Homepages

- http://www.med4you.at/laborbefunde/lbef_immunglobuline.htm
- http://www.was-wir-essen.de/infosfuer/allergie_allergiepraevention.php
- http://www.kinderundjugendmedizin.de/pdf/Allergien.pdf
- http://www.gesundheitsinformation.de/merkblatt-praevention-bei-kleinkindern.37.376.de.html
- http://www.medizinfo.de/immunsystem/selbst/bausteine.htm

Die Studien und Erkenntnisse über die Anwendungen in diesem Buch wurden sorgfältig recherchiert und nach bestem Wissen und Gewissen wiedergegeben. Wie jede Wissenschaft sind auch die Medizin (Allergologie) und die Ernährungswissenschaft einer ständigen Weiterentwicklung unterworfen. Die Inhalte des Buches entsprechen dem aktuellen Wissensstand bei Fertigstellung des Buches. Das Buch dient keinesfalls der Selbstdiagnose. Diagnostische Abklärungen müssen in jedem Fall von einem Facharzt durchgeführt werden. Die Auflistungen von Lebensmitteln und Zutaten sind als sorgfältig recherchierte Zusammenfassungen zu sehen, die dem Leser einen guten Überblick über günstige Zutaten geben sollen. Es wird jedoch kein Anspruch auf Vollständigkeit erhoben. Die im Buch gegebenen Informationen ersetzen in keinem Fall ärztlichen Rat und ärztliche Hilfe. Bei erkennbaren Krankheiten ist in jedem Fall ein Arzt aufzusuchen. Der Verlag und die Autorin übernehmen keinerlei Haftung für Beschwerden, die sich durch Anwendung der Rezepte ergeben, und übernehmen auch keinerlei Verantwortung für medizinische Forderungen.

Um den Lesefluss geschmeidig zu halten, wurde auf die umständliche Schreibweise, neben den männlichen jeweils die weiblichen Endungen anzuführen, verzichtet. Wir bitten um Verständnis.

Bildquellen

Umschlag: Fotolia.com: Linda More
Inhalt: Fotolia.com: Monkey Business (S. 6, 17), Emin Ozkan (S. 10), Galina Barskya (S. 14), Joanna Zielinska (S. 20), Violetstar (S. 23), Igor Stepovik (S. 27), pressmaster (S. 31), Franz Pfluegl (S. 33), AVAVA (S. 37), Harald07 (S. 41), MarcusD (S. 102)
Uwe Urbann (alle weiteren)

Impressum

© 2009 Österreichischer Agrarverlag Druck- und Verlagsges. m. b. H. Nfg. KG
Sturzgasse 1A, A-1141 Wien, E-Mail: buch@avbuch.at, Internet: www.avbuch.at
Die Deutsche Bibliothek – CIP-Einheitsaufnahme
Die Deutsche Bibliothek verzeichnet diese Publikation in der Deutschen Nationalbibliografie; detaillierte bibliografische Daten sind im Internet über http://dnb.ddb.de abrufbar.
Das Werk ist einschließlich aller seiner Teile urheberrechtlich geschützt. Jede Verwertung außerhalb der engen Grenzen des Urheberrechtsgesetzes ist ohne Zustimmung des Verlages unzulässig und strafbar. Das gilt insbesondere für Vervielfältigungen, Übersetzungen, Mikroverfilmungen und die Einspeicherung und Verarbeitung in elektronischen Systemen.
Projektleitung: Alexandra Mlakar, avBUCH
Redaktion: Rosemarie Zehetgruber – gutessen consulting, Wien
Umschlag & Layout: Ravenstein + Partner, Verden
Satz: armanda.geisler Wien
Bildreproduktion: Hantsch & Jesch PrePress Services OG, Wien
Druck und Bindung: Westermann Druck, Zwickau
Printed in Germany
ISBN 978-3-7040-2334-6